L'ABIRINTO OCULTO

RAFAELA JACOB

O LABIRINTO OCULTO

AUTISMO
O DESAFIO DE SER DIFERENTE

Agradecimento

Gostaria de agradecer aos meus pais, Andreia e Ricardo, pelo amor incondicional, pelo apoio constante e por serem a base sólida em todas as fases da minha vida. A vocês, que me ensinaram a sonhar grande e a nunca desistir, dedico este livro com toda a minha gratidão e amor. Obrigada por sempre acreditarem em mim e por me inspirarem a ser a melhor versão de mim mesma.

Também gostaria de agradecer à minha avó materna, Dirce, por sua força inabalável, determinação e pelo exemplo de resiliência que sempre me inspirou. A senhora me ensinou a enfrentar os desafios com coragem e a nunca desistir, não importa quão difícil seja o caminho. Dedico este livro a você, que me mostrou o valor da disciplina, do trabalho árduo e da perseverança. Aos meus avôs, Júlio e Mário, *in memoriam*. Dois homens extraordinários que, embora não estejam mais aqui, criaram os meus maiores exemplos, os meus pais.

Por fim, gostaria de agradecer à minha psicóloga, Atielen, por me inspirar a escrever este livro e acreditar em mim mesma quando eu mesma não acreditava. Por me mostrar que não há nada de errado comigo, e que o autismo é mais que uma deficiência, é um aspecto intrínseco da minha personalidade, o que me faz ser especial ao meu modo.

Sumário

Quem sou eu? 11

CAPÍTULO 1 - **Construir Pontes** 13

CAPÍTULO 2 - **Os cinco sentidos** 19

Hiperestimulação 23

Sensibilidade alimentar 27

Overstimulation e *understimulation* 31

Microcosmo 40

CAPÍTULO 3 - **As emoções** 49

Os estímulos emocionais 51

Meltdown 58

Shutdown 61

Burnout 63

Violência, abuso e *bullying* 64

CAPÍTULO 4 - **Socialização** 69

Capacidade intelectual 73

Empatia e compreensão 75

Honestidade exacerbada 82

Previsibilidade 88

Escavação 93

CAPÍTULO 5 - **Mascarando** 101

Masking 103

Comorbidades 107

Síndrome do Impostor 110

A importância do laudo 113

Stimming 117

Fidget Toys 120

CAPÍTULO 6 - **Vivendo com autismo** 125

Desafios e prazeres 129

Características dos hiperfocos 131

Aspectos negativos 136

Hiperfoco e alegria 141

Cansaço 142

Capacidade intelectual 145

Coordenação motora 148

CAPÍTULO 7 - **Autismo é um espectro** 153

Os três níveis 157

Símbolo quebra-cabeça 158

Símbolo do infinito 161

Símbolo girassol 164

Símbolo camaleão 166

Símbolo borboleta 169

Corrente de identificação 172

Celebração da diversidade 175

Conclusão 177

Referência Bibliográfica

Glossário

Para todos aqueles que se perguntaram o que havia de errado com si próprios.

Para todas as pessoas que são estigmatizadas por seus hábitos e expressões de sua alma.

E, acima de tudo, para aqueles que, mesmo com as adversidades, continuaram a seguir a sua flama interna, aspirando às estrelas e a um mundo melhor, em que possam apenas ser.

Como utilizei e expliquei, durante o texto, vários termos comuns no mundo do TEA, elaborei um glossário, disponível ao final do livro, caso você precise relembrar quando eles forem citados mais de uma vez.

Quem eu sou?

Meu nome é Rafaela Magri Jacob e eu nasci no dia 22 de junho de 2007 em Campinas, São Paulo. Fui diagnosticada com o Transtorno do Espectro Autista (TEA) aos treze anos pela investigação resultante da realização de um teste de QI, no qual foi me dado o laudo de altas habilidades e superdotação. Mesmo que tenha sido diagnosticada tardiamente, sempre soube e senti que havia alguma coisa de diferente em mim, isso era evidente para todos ao meu redor. Por ser uma menina e estar no nível 1 de suporte, foi difícil fazer com que os profissionais tanto da saúde quanto da educação chegassem ao diagnóstico de TEA pelos estigmas aplicados a ele e essa demora no diagnóstico fez diversos momentos na minha infância serem mal interpretados, sentimentos e emoções negligenciados e extremas dificuldades em me encaixar no mundo ao meu redor, sendo uma época imensamente difícil para mim e para os meus pais.

Após o diagnóstico, realizei um processo de progressão escolar e me formei no ensino médio aos 15 anos, começando a faculdade de medicina na Universidade Estadual de Ponta Grossa logo em seguida, aos 16 anos. Tendo em vista os desafios que enfrentei ao longo de minha vida por conta do autismo, decidi escrever este livro para ajudar outras pessoas do espectro. Enfrentei preconceitos, hostilidade e ignorância por ser autista e meu objetivo, por meio deste livro, é impedir que outras pessoas passem pelas mesmas coisas que eu passei.

Desejo normalizar o autismo e o incorporar no cotidiano popular, auxiliando os profissionais da saúde e da educação, familiares e amigos de autistas e a população em geral a compreenderem o labirinto oculto que é viver com autismo. Também promover aos outros autistas a autoaceitação, mostrar que não há nada de errado em ser autista e que nenhum de nós está sozinho. Em acréscimo, que devemos nos orgulhar de nossas próprias batalhas, tantas vezes invisíveis aos outros. Em poucas palavras, acima de tudo, desejo espalhar a conscientização sobre o autismo.

CAPÍTULO I

Construir Pontes

Desde os primórdios da humanidade, o Transtorno do Espectro Autista (TEA) tem impactado membros de nossa sociedade. No entanto, uma extensa trajetória foi percorrida desde as primeiras análises desse distúrbio comportamental até o diagnóstico contemporâneo. Inegavelmente, a visão da sociedade médica passou por uma transformação radical, impulsionada pelos avanços nas ciências biopsicológicas. Esses avanços ampliaram consideravelmente nosso entendimento sobre o funcionamento fisiológico e hormonal do cérebro. Além disso, o advento da globalização desempenhou papel crucial nesse processo. Ela acelerou e intensificou as correntes de intercâmbios populacionais, técnico-científicos, culturais e econômicos entre nações anteriormente apartadas por grandes distâncias geográficas e distintos panoramas histórico-sociológicos.

Esse contexto de mudanças profundas não apenas moldou a compreensão do TEA, mas influenciou a forma como a sociedade lida com o transtorno. Nessa jornada, observamos uma evolução na abordagem médica, maior conscientização pública e esforço para promover inclusão e compreensão em relação aos indivíduos autistas. Portanto, ao refletirmos sobre essa trajetória, é possível perceber como fatores tais quais avanços científicos e a interconexão global têm desempenhado papel importante na evolução do entendimento e tratamento do Transtorno do Espectro Autista.

Antes sendo chamada de "Psicopatia Infantil", de acordo com a nomenclatura de Hans Asperger, atualmente, a Síndrome de Asperger faz parte do Espectro Autista, sendo conhecida como autismo leviano (grau 1).

Contudo, algumas vezes, os sintomas do autismo são, na percepção externa, abrandados devido à alta capacidade intelectual e de camuflagem que os portadores da síndrome possuem, a tornando difícil de ser diagnosticada precocemente, principalmente em indivíduos do sexo feminino, além da negligência com autistas que não estão na fase da infância.

Conforme o "Manual Diagnóstico e Estatístico de Transtornos Mentais (DSM-5), a Síndrome de Asperger, ou Autismo de Alta Performance, é um dos transtornos neurobiológicos dos transtornos de neurodesenvolvimento, sendo caracterizado pela deficiência social, comportamentos restritivos e/ou repetitivos e dificuldades de linguagem e/ou comunicação.

Entretanto, mesmo que o diagnóstico de Transtorno do Espectro Autista seja igual para todas as minúcias particulares de cada paciente, a síndrome continua a ser um espectro não linear, nem constante. Desse modo, cada indivíduo pode camuflar de diferentes modos, sofre sintomas distintos em graus variados, o que dificulta a compreensão de pessoas que estão fora do espectro, fato que gera imensuráveis correntes preconceituosas e o desenvolvimento de estereótipos em relação aos autistas, palavra habitualmente utilizada feito um xingamento.

Conhecidos, amigos, familiares e inclusive desconhecidos portam, majoritariamente, um forte instinto de julgamento enraizado em seus subconscientes desde idade precoce. Havendo, surpreendentemente, até mesmo pesquisadores que buscam cura para o autismo, julgando essa síndrome como uma sina nefasta para os indivíduos, os marginalizando. Portanto, tratar sobre o autismo em âmbitos sociais amplos é muito importante para uma harmônica e virtuosa convivência em sociedade.

Penso na Síndrome de Asperger tal qual um labirinto mental no qual o portador se perde em meio a seus devaneios e sentimentos.

Um labirinto no qual as portas de entrada estejam trancadas, em que barreiras externas como espinhos e lanças estejam arranjadas para manter visitantes o mais longe possível.

Todo dia, se perdem em suas próprias angústias e ambições, alheios ao que está acontecendo ao seu redor, às pessoas e aos seus sentimentos e desejos. Como se estivessem em um labirinto sombrio, distante do resto do mundo, na solidão de sua própria construção mental por medo de se expor, por pavor de mostrar o seu verdadeiro "eu".

Não conseguir e ter pavor de tocar os outros, sentir novos odores, texturas e sons, se comunicar, olhar diretamente nos olhos, tudo isso torna difícil a convivência com os outros e consigo mesmo.

Estressar-se o tempo todo, apresentar dificuldade quanto ao entendimento do sentimento alheio, não desenvolver a empatia pelo próximo, alimentar baixa autoestima, intensidade que oscila apenas entre o mínimo e o extremo, inquietação contínua, dificuldade em se concentrar, tédio constante, agitação, não entender brincadeiras ou metáforas e entender tudo de forma literal, dificuldade de interpretação de pessoas, situações, textos, dentre outros são características marcantes, muito intensas e turbulentas no cotidiano de alguém com a síndrome.

Com o intuito de proporcionar uma visão abrangente sobre o Transtorno do Espectro Autista (TEA), este livro busca compartilhar um compêndio de informações, sob a perspectiva de uma jovem autista. Destina-se a enriquecer o conhecimento de familiares, amigos, pesquisadores, médicos e daqueles que buscam novos valores e expectativas de vida, em especial, meus companheiros autistas.

Ao explorar eventos históricos, depoimentos e estudos médico-científicos, minha proposta é iluminar a compreensão do autismo, desvinculando-o de estereótipos e quebrando desse modo os estigmas sociais. Estigmas estes não apenas impostos pela sociedade neurotípica, mas também internalizados pelos próprios neurodivergentes, resultando na invalidação de seus próprios sentimentos e desafios.

Assim, este trabalho almeja não apenas fornecer informações valiosas sobre o TEA, mas igualmente estimular uma reflexão crítica sobre as narrativas que circundam o autismo. Ao fazê-lo, busca-se promover aceitação mais ampla e inclusiva das experiências autistas, desafiando preconceitos e construindo pontes para uma compreensão mais profunda e empática.

> Penso na Síndrome de Asperger tal qual um labirinto mental no qual o portador se perde em meio a seus devaneios e sentimentos.
>
> - Rafaela Jacob

CAPÍTULO 2

Os cinco sentidos

O autismo é um espectro, mas, em maior ou menor grau, todos os autistas apresentam episódios de sobrecarga dos cinco sentidos, ou, como também é conhecido, *overstimulation*. Ainda, ocorre o contrário, a falta de estímulo, o *understimulation*.

Tendo isso em vista, não há tema melhor para começarmos a nossa imersão no labirinto oculto que é o Transtorno do Espectro Autista. Esse tópico não só envolve as conexões dos autistas com o mundo que os cerca, bem como envolve as reações em cadeia em seus corpos, desde as ligações nas redes cerebrais até a resposta do organismo às percepções.

Sendo específico para cada um, expressando a ampla variedade de repertórios e vivências dentro da comunidade neurodivergente. Então, neste capítulo, iremos navegar por essas discrepâncias de percepções sensoriais.

De acordo com a academia moderna, o Transtorno de Processamento Sensorial, o qual não é considerado pela comunidade médica como um diagnóstico oficial isolado, é parte do Transtorno do Espectro Autista. O transtorno é, em poucas palavras, um superavit ou déficit de processamento de informações de estímulos externos pelo cérebro.

Em um estudo realizado pela University of California Los Angeles (UCLA), foi relacionado a Síndrome de *Sensory Over-responsitivity* (SOR) com o processamento do sistema nervoso do TEA. Análises mostram que aproximadamente 56-70% das crianças dentro do espectro apresentam algum grau de SOR, em comparação a apenas 10-17% que possuem desenvolvimento típico. Ainda, deve ser levado em consideração que a Síndrome de *Sensory Over-responsitivity*, juntamente ao autismo, gera comportamentos de fuga, baixos níveis de habilidades sociais e adaptativas e alta propensão à depressão e ansiedade.

Na pesquisa, foram analisados 25 jovens com autismo de alto funcionamento e 25 com desenvolvimento e quociente intelectual em parâmetros normais para a idade. Os pacientes foram submetidos a estímulos intermediários aversivos durante um exame de ressonância magnética, em consonância com questionários sensoriais aos pais da amostra analisada.

O resultado do experimento revela que essa diferença da percepção de estímulos está correlacionada ao elevado funcionamento das regiões sensoriais primárias no córtex, da amígdala, do hipocampo e do córtex orbitofrontal na parcela autista do experimento.

Assim, mostrando a forte reação do cérebro de autistas a estímulos externos, em enorme discrepância em relação a neurotípicos.

Essa informação pode parecer irrelevante para muitos. Todavia, tendo em mente a postura capacitista da sociedade em relação à hiperestimulação, é crucial demonstrar cientificamente que o corpo realmente reage a essas sensações. Para os céticos, que dizem que *overstimulation* é drama, a prova real e indubitável é necessária para combater o inato preconceito.

Overstimulation nada mais é que uma expansão drástica, em diferentes níveis, da reação natural do organismo aos eventos que ocorrem ao redor de cada indivíduo. É uma dificuldade da máquina corporal de processamento das informações do espaço. Essas informações sensíveis podem ser visuais, táteis, sonoras, gustativas, vibratórias, olfativas e aquelas advindas do próprio corpo (dores e prazeres, emoções e sensações e consciência da posição, movimentação e equilíbrio corporal).

É válido salientar que nem todos que se enquadram dentro do TEA apresentam reações atípicas a todos esses estímulos (podendo até mesmo possuir uma relação completamente indiferente em relação a eles).

A sensibilidade a cada um dos estímulos pode variar ao longo da vida, ou ao longo do dia, ou da semana. Ela é exacerbadamente dinâmica e depende de infinitos fatores, como o estado emocional e ainda a dinâmica interna da pessoa no momento.

Para neurotípicos, sentar-se em um parque para aproveitar a luz solar e a companhia de terceiros soa como um paraíso (inclusive, é também para alguns autistas).

Contudo, para muitas pessoas do espectro, essa situação classificada de banal e normal para a população em geral pode trazer tantos estímulos a ponto de o paraíso se tornar em um verdadeiro pandemônio. Por exemplo, nesse cenário, devemos levar em consideração a intensidade da luz solar (a qual não só está relacionada com a visão, mas também com a reação da pele às ondas luminosas), o burburinho natural do ambiente (conversas alheias, crianças brincando, animais passeando, músicas advindas de quiosques, carros de som...), situações e encontros sociais inusitados, texturas (o pano da toalha de piquenique, a aspereza da grama, a suavidade das folhas, a rigidez dos bancos).

Enfim, sumarizando, como visto nesse exemplo, são inúmeras as possibilidades de adversidades que autistas podem encontrar completando "simples atividades."

Ainda, é importante novamente ressaltar que o autismo é um espectro extremamente diverso, a maneira com que cada um reage a determinado estímulo é extremamente pessoal e o exterior nem sempre (quase nunca) manifesta o que realmente se passa no interior de cada neurodivergente.

Máscaras, convenções sociais, impedimentos na regulação emocional e na expressão dessas, inseguranças, falta de uma rede de apoio são fatores que influenciam na forma que essa sobrecarga sensorial é exposta aos que estão do lado de fora do labirinto. E a imprevisibilidade de tudo isso é um fator que agrava fortemente a reação.

Hiperestimulação

De forma geral, a hiperestimulação ocorre em quaisquer ambientes, sejam eles profissionais, domésticos ou de lazer. Ainda, são advindas em múltiplas intensidades de variadas fontes. Por isso, é fundamental que certos ambientes, como escolas e restaurantes, se acomodem para atender às demandas dessa parcela da população.

Um dos locais que mais precisa dessa adaptação é o ambiente escolar. Visto que, de acordo com a Constituição Federal de 1988 todas as crianças entre 04 e 17 anos devem frequentar regularmente instituições de ensino. Logo, esses colégios devem fazer o que for preciso para facilitar o aprendizado dos jovens autistas.

Uma das experiências mais comuns para todos no espectro é a tortura física e psicológica que é a sala de aula. Posso afirmar isso não só por relatos, mas por experiência própria. Sem levar em consideração o *bullying* e a exclusão social, assunto que será tratado mais adiante.

> Os estímulos sensoriais durante as aulas são devastadores, acarretando, a muitos autistas, aversão ao ambiente escolar, o qual deveria ser de acolhimento.

Em uma sala de aula, os alunos conversam incessantemente e realizam atividades sociais e de entretenimento entre si, como um coral em segundo plano, um aspecto que dificulta a concentração na explanação dos professores. Também, as luzes são fortes, os odores dos perfumes de seus colegas e de seus lanches intensos, o empurrão e o chute frequente dispersivos nas carteiras. São muitas informações em pouco espaço, borbulhando o interior dos neurodivergentes pelo excesso de estímulos.

Outra situação que julgo de extrema importância ser debatida é a *overstimulation* em época de festas. Eventos sociais sempre foram difíceis para mim, assim como para muitos outros autistas. Todavia, em épocas globais de celebrações: Natal, Páscoa, aniversários, entre outros, essa sensação piora drasticamente. Como o foco desse capítulo são os cinco sentidos, é necessário falar sobre essa sobrecarga emocional decorrente das comemorações. Lembrando que a imprevisibilidade agrava essa condição fortemente.

Quando neurotípicos pensam nos feriados e grandes eventos anuais, boas memórias passam pela mente, como fogos de artifício, risadas entre entes queridos e até mesmo surpresas que guardam no coração. Contudo, essas mesmas coisas que trazem alegria para muitos transformam a experiência festiva dos membros do TEA em um pesadelo.

Vamos tomar de exemplo o Natal, o qual, sem sombra de dúvidas, é um dos dias mais importantes do ano. As luzes de Natal possuem cores muito chamativas, que não só doem os olhos pelo estímulo luminoso, mas provocam crises pelo modo em que piscam. As ceias envolvem sabores exóticos, receitas especiais que são saboreadas apenas nessa época do ano, e muitas delas misturam muitos elementos em um só prato, além dos temperos. Logo, essa variedade de texturas, odores e sabores novos torna cansativa a experiência natalina para os autistas. As conversas, brindes e piadas também apresentam ruído entorpecedor. Ainda, os fogos de artifício soltam estrondos, sons extremamente altos de maneira espalhafatosa e aleatória, induzindo a severas crises de sobrecarga.

Visitas à praia é outro exemplo, pois há muitos distrativos, como as conversas entre os grupos, os ruídos do vôlei e futebol, as músicas dos minirrádios, os gritos entusiasmados das brincadeiras das crianças, o quebrar das ondas, a areia pinicando a pele. Em acréscimo, em uma viagem internacional, é preciso analisar as regras culturais do destino e procurar restaurantes que atendam às nossas restrições alimentares. E isso vale para pequenas saídas também.

Como uma jovem autista, são diversos os momentos em que meus pais tiveram de abdicar de ir a certos ambientes sociais para acomodar as minhas incapacidades. Antes de ser diagnosticada, só conseguia comer porções de batata frita quando saía de casa, o que restringia os locais de meu repertório. Na mesma toada, quando pequena, não conseguia suportar os estímulos sensoriais que ir a restaurantes me traziam, as comidas eram diferentes do que eu estava acostumada, as companhias me estressavam, tudo era uma novidade.

Até mesmo em suas próprias casas, momentos podem ser estressantes para os autistas. Objetos fora do lugar, mudança na casa dos vizinhos, uma roupa ou calçados com uma textura desagradável, variação na composição de algum alimento ou a alteração do tempero ou da forma de cocção,[1] sensação estranha na pele por motivo algum (geralmente relacionado a objetos que tocamos ou às condições climáticas), uma nova fronha na cama com uma textura diferente do acostumado, visitas inesperadas, troca das posições típicas na mesa de jantar podem levar ao estresse. Todas essas "pequenas" coisas, aparentemente insignificantes, podem impactar e muito no dia a dia de nós autistas. Contudo, uma das maiores sensibilidades é a alimentar.

---

1 Cozimento.

Sensibilidade alimentar

A complicada relação entre os autistas e os alimentos é um dos maiores desafios diários, o qual deve ser repetido entre três e seis vezes ao dia para um bom funcionamento do corpo. Essa falta de equilíbrio entre as duas partes nem sempre pode ser classificada em um específico diagnóstico de transtornos alimentares. Não é incomum os relatos de seletividade alimentar no TEA, variando desde incômodos até dietas disfuncionais.

Essa seletividade pode estar relacionada a sabores distintos, como a acidez ou a doçura, a texturas, a consistências, ou até mesmo a cores, nomes e formas. As reações a esses estímulos podem variar de acordo com a repulsa a eles, oscilando entre náusea a vômitos e crises de choro.

A sensação de aversão começa desde o primeiro contato com o alimento, ao sentir o seu aroma e analisar a sua aparência. Para ingeri-lo, pela interconectividade entre os sentidos, muitas vezes é necessário inspecioná-lo minunciosamente, criando-se uma imagem mental do que esperar de seu sabor. Apesar disso, mesmo com a preparação do terreno, quando o alimento enfim entra na boca, se reprovado, é como se todo o seu corpo estivesse tentando eliminá-lo de seu sistema.

Fisicamente se torna impossível de engolir, como se houvesse uma barreira a impedir o seu deslocamento. E quanto mais tempo permanece na boca, em contato com as papilas gustativas, mais a sensação de repulsa se amplia, afetando o corpo por completo. Enjoo, tontura, dor de cabeça, náusea, desorientação, todos esses sintomas aumentam exponencialmente a cada segundo em contato com a comida. Vômitos e desmaios não raramente seguem essas dores.

Posturas capacitistas[2] ditam que essas fortes reações são apenas "frescura", muletas em que autistas se apoiam para comer apenas o que lhes favorece. Mas, é muito mais complexo que isso. Em minha própria experiência, escutei familiares e conhecidos comentarem sobre minhas escolhas alimentares. Mesmo que não ideais, eram as únicas refeições que conseguia ingerir sem que meu corpo as recusasse.

Em idade mais tenra, apenas a aproximação a alimentos aos quais eu possuía repulsa era o suficiente para me acamar. Era praticamente instantâneo.

Com o passar dos anos, porém, o controle das reações drásticas se torna mecânica, no entanto, o sofrimento que é o simples ato de se alimentar não muda, ainda que externamente pareça mais brando. Já ouvi relato de autistas que não conseguem mastigar pela sobrecarga sensorial, precisando transformar em líquido todos os alimentos. Outros restringem sua dieta a

---

2   Discriminação de pessoas com deficiência.

certas texturas, por exemplo, alimentos crocantes. Alguns são mais sensíveis à gordura, e por isso evitam óleos e manteiga. Ou até mesmo seguem dieta vegetariana devido à textura maciça da carne.

Mais vezes sim do que não, a dieta de neurodivergentes não é saudável, com a ingestão de macro e micronutrientes abaixo do esperado. E por essas escolhas, casos de obesidade e subnutrição são comuns.

Pelo odor, pela textura, pela forma e cor dos alimentos industrializados, os quais são padrões, raramente possuindo a sua fórmula alterada, a sua ingestão se torna frequente. Mas é de senso comum que tais produtos, além de possuírem aditivos nocivos à saúde e alta dose calórica, são pobres em nutrientes, não sendo a melhor opção alimentar para o dia a dia, o que acarreta inúmeros problemas de saúde ao autista: diabetes, hipertensão, anemia e a obesidade em si. Ainda assim, qualquer coisa que entra no organismo já é melhor que a recusa total.

> **Mesmo que em pequenos passos, extremamente lentos, toda refeição é uma vitória e deve ser tratada como tal. O esforço de levar o alimento à boca é inimaginável e deve ser celebrado.**

Um diagnóstico associado ao espectro é o Transtorno Alimentar Restritivo Evitativo (TARE), ou *Avoidant/restrictive Food Intake Disorder* (AFRID), validado pelo DSM-5. Ele é subdividido em três aspectos: a seletividade alimentar, a restrição alimentar e a recusa de alimentos pelo medo das consequências adversas. É definido pela falta de interesse na comida pela associação de emoções negativas a ela.

Algumas das contravenções dessa síndrome é ter o "paladar infantil", ou seja, não comer a quantidade e/ou a qualidade necessária de alimentos para manter a saúde corporal equilibrada, dificuldade em reconhecer a fome, se contentar com poucas porções, demorar a terminar de comer nas refeições (que se tornam mais uma obrigação tortuosa do que um prazer comum), pular refeições (tanto por escolha para evitar o sofrimento ou por simplesmente não identificar a necessidade de se alimentar), sensibilidade sensorial (relacionada à textura, cor, formato, temperatura, cheiro, dentre outros), sempre comer as mesmas coisas.

Acrescentamos a dificuldade em comer em público, restringir-se a certas características do alimento, habitualmente precisar comer algo separado do grupo e carregar comidas de conforto consigo, e ainda evitar eventos sociais relacionados à alimentação. Ansiedade e crises de pânico próximos aos horários de refeições, rápida perda ou ganho de peso e falta de energia são outros aspectos observados no TARE.

Como visto, a sensibilidade alimentar não afeta somente a saúde física dos autistas, mas a saúde psicológica e a convivência social. Desde sempre, o que ingerimos é uma parte importante do imaginário cultural das civilizações. Desde as celebrações das épocas de colheita no primórdio da humanidade até os jantares entre amigos, a comida é fundamental no processo de socialização.

Para os neurodivergentes, tais momentos funcionam como ferramenta de segregação. Muitas vezes, autistas são ridicularizados pelas suas preferências alimentares, por agirem "feito crianças". Fato que leva essas pessoas a se manterem distantes de eventos ou saídas casuais, para não passar pelas torturas, tanto sensoriais quanto as consequências sociais que vêm com elas.

O extremo nervosismo que o horário das refeições traz ainda auxilia na relação disfuncional com a comida. Sei que não falo apenas por mim quando digo que por anos, pois ao me aproximar do horário de comer, começo a me sentir mal antecipadamente. É uma obrigação, que sabemos que trará dores físicas e psicológicas, mas que é necessária para manter as funções orgânicas.

Overstimulation e understimulation

O mundo ao nosso redor claramente possui estímulos inevitáveis e naturais, os quais é impossível lutar contra. Contudo, as batalhas internas que todos no espectro travam 24 horas, sete dias por semana, já é difícil como é. Diante dos estigmas, julgamentos apenas desalentam e prejudicam mais ainda os momentos de hiperestimulação.

A todo momento, há uma batalha sendo travada contra o mundo, contra o ar e a água, contra o som e a luz. Minúsculos ruídos, flashes, esbarrões, toques e fragrâncias podem ser comparados a verdadeiros campos minados.

Se fosse tentar explicar para alguém que nunca experienciou essa sensação, eu diria que é como uma panela de pressão borbulhando. A água vai agitando suas moléculas com o tempo, até que a força se torna tão grande que seu conteúdo extravasa, tentando se expandir o máximo possível para diminuir os efeitos aplicados em cima de si.

É como o ditado popular "água mole em pedra dura, tanto bate até que fura". São tantas as situações, os estímulos, que vão se acumulando dentro de nosso corpo que chega um momento que fisicamente é impossível conter todas as emoções e sensações que isso nos causa.

Dentro de nós, há constantemente uma bomba prestes a explodir e medir forças com ela para tentar controlar esse impulso natural é exaustivo, levando aos *sensory meltdowns*, ou às crises sensoriais. Cada autista possui um ponto de quebra, o que não significa que enquanto conseguem ainda ter as rédeas da situação a dor e o pânico interno não sejam fortes.

Inúmeras vezes, quando os autistas são superestimulados, a angústia e a aflição são mantidas dentre as paredes do próprio labirinto de cada um. Pode ser como pequenas faíscas, que silenciosamente se unem em um fogaréu.

A sociedade coloca uma pressão gigantesca em não demonstrar fraqueza, em não mostrar suas crises, pois são vistas como atos infantis e reprováveis, contribuindo para a acumulação desses incêndios dentro de si. Por outro lado, outras vezes, quando ocorre um episódio *overstimulation*, o *meltdown* pode ser tão estrondoso feito a explosão de uma bomba. Nesse caso, a faísca, já acumulada, não consegue se prender e atravessa o campo, ativando todos os explosivos em forma de pedido de ajuda.

Por fora, alguém durante esses episódios pode parecer extremamente irritado, com uma raiva inerte. A pessoa se torna agitada, mas ao mesmo tempo distraída e com baixa resposta a interações, em um estado de dissociação.

Stimming é igualmente frequente, em forma de movimentos repetitivos. A tristeza também transborda nesses momentos, misturando-se ao desespero de não conseguir expressar seus pensamentos. Há uma desconexão da mente com a boca, de um modo que qualquer palavra ou frase se transforma em um sussurro incompreensível em meio a lágrimas. O pulmão parece não captar corretamente o ar, a cabeça e o estômago doem, em náusea constante, os membros corporais se tornam doloridos. Seu corpo começa a desligar. Ao mesmo tempo que os seus braços e pernas não obedecem às suas ordens, todos os seus membros se tornam tensos e sensíveis. Há momentos em que parece que o autista está em seu próprio mundo, alheio aos seus arredores, mas o que ocorre é exatamente o oposto, o mundo em seu entorno se torna demais para suportar.

Em outro olhar, por dentro, a ansiedade e o estresse transbordam, dando vazão às outras emoções. A dificuldade de concentração ocorre porque as luzes se tornam muito brilhantes, como se fosse o nascimento de estrelas; os sons se tornam gritos ruidosos, os cheiros perfumam a alma, os sabores se misturam com o céu da boca e as sensações tácteis se apresentam feito furacões.

Todos os sentidos se tornam extremos e ao mesmo tempo em que tudo é percebido, nada realmente é. É um redemoinho de frustrações e inquietações.

> **É como se estivéssemos presos dentro da própria pele, dando tudo de nós para extravasar e dispersar o sofrimento.**

Nesses momentos, cada indivíduo precisa de uma estratégia própria de enfrentamento, até porque cada autista é diferente um do outro. Alguns preferem a solidão para se recuperar. Outros preferem companhia, mas muitas vezes enfrentam as lutas sozinhos por medo de julgamento ou por não possuírem uma rede de apoio saudável.

Normalmente, tampões de ouvido, chapéus, pares de óculos de sol e lenços umedecidos são fundamentais para regular a entrada de estímulos externos, quando os advindos do interior já estão esgotados. Essas barreiras ajudam a reduzir a intensidade do ambiente. Também, deitar-se ajuda, ou, em outros casos, realizar movimentos repetitivos.

O amparo de *Fidget Toys* e objetos de conforto emocional são ótimos aliados, pois trazem sensação de domínio e pertencimento, desviando o foco para outra coisa.

Algumas vezes, é necessário se sentir livre, usando a menor quantia de acessórios possíveis e se desvencilhando de objetos que dão sensação de aprisionamento, como cobertores, agasalhos, sapatos, cintos de segurança. Em outros momentos, se sentir acolhido ajuda na recuperação, por meio de contato físico estável e forte, ou com cobertores pesados, jaquetas e moletons grandes.

Outro fator que é de grande ajuda é o planejamento. Ao saber que sairá de casa para certo ambiente, analisar o local e os possíveis desafios a serem enfrentados. Observar como funciona a dinâmica do estabelecimento, como a disposição dos móveis e a arborização ajudam na esquematização de "cantos" para se acalmar e que área evitar.

Localizar as caixas de som, janelas e ventiladores contribui para mais aproveitamento do espaço. Além de criarem um norte a respeito de que aparatos levar consigo para otimizar a experiência. Por exemplo, em um local de iluminação intensa, levar um par de óculos solares é favorável. Em um ambiente com grande ocupação e diferentes atrativos, é essencial portar fones abafadores e protetores auriculares. Mesmo que esses aparatos não resolvam completamente o problema, eles amenizam a sua intensidade.

O que muitas pessoas não sabem é que a sobrecarga de sentidos não ocorre apenas quando chega ao extremo. Antes de uma crise, são os pequenos detalhes que vão se acumulando. Não existe um evento em específico em si, mas sim um conjunto. É como um copo de água. As gotas vão preenchendo o espaço, até chegar em um ponto em que o recipiente não suporta e transborda.

Não é apenas quando o copo transborda que o problema surge. No vestuário, é preciso cortar as etiquetas e manter a textura inicial da roupa. Certas peças precisam ser evitadas, como as calças jeans, que terrorizam diversos autistas.

Para as mulheres, especialmente, há uma grande dificuldade em lidar com os aromas dos perfumes e a textura das maquiagens, itens do imaginário feminino que mais incomodam do que ajudam. Não pelo fato de não termos vontade, mas pelas nossas limitações sensoriais.

Acessórios, igualmente, podem ser um desafio. Fatos que trazem uma não conformidade com os padrões estéticos atuais, até mesmo pela reutilização constante de certas peças, por seu conforto e estabilidade, atendendo às suas exigências sensoriais.

No contato com a natureza, grama e areia pinicam a pele, o odor das flores pode ser muito forte. Tanto o sol quanto a chuva provocam desconfortos na pele, seja pelo suor e aspereza ou pela umidade. Ou ainda quando algum alimento que sempre comemos muda a fórmula, ou no almoço a comida possui um tempero diferente do usual. Também ao andar na rua, com o barulho dos carros, as pichações e posters, ou simplesmente a movimentação natural dos pedestres.

Mas, considerando que toda moeda possui duas faces, outro desafio de processamento sensorial enfrentado no TEA é a falta desses estímulos sensoriais, ou *understimulation*. Em comparação ao excesso de estímulos, a sua ausência é pouco discutida entre os especialistas. Porém, é uma experiência rotineira para autistas.

Os principais símbolos do *understimulation* são o tédio e a inquietação. Ao mesmo tempo que ao ser sobrecarregado com estímulos, o estresse toma conta do corpo, o mesmo acontece quando não são apresentados o suficiente.

Quando o ambiente não é motivador, não é agente de interação, a falta de inspiração gera certa impulsividade e comportamento agressivo, em forma de protesto à quietude. A completa previsibilidade causa apatia, tanto em relação a si mesmo quanto aos estímulos exteriores.

A sensação é de falta, como se houvesse um buraco dentro de si. E nem sempre sabemos exatamente qual é a peça do quebra-cabeça faltante, só sabemos que ela não está lá. Essa confusão interna aumenta ainda mais a irritabilidade. É como se você ficasse aos poucos sem oxigênio, mas simultaneamente sem conseguir inalar o ar que você tanto precisa.

Nesses episódios, há igualmente a sensação de inutilidade. O seu corpo e a sua mente demandam ação, como se fosse uma necessidade primordial, contudo eles não conseguem executar a tarefa, como se houvesse um cadeado. Ainda, há a falta de conexão com a realidade palpável, com os sentidos se misturando em apenas um, distante e indiferente.

E devido à falta, a busca se torna inevitável. Busca por afeto, atenção e estímulos. Muitos neurodivergentes procuram, de maneira súbita e particular, demonstrar às pessoas ao seu redor sua angústia e necessidade de atividades.

Para muitos indivíduos no espectro, a intensa atividade cerebral gera esse forte clamor pelo desenvolvimento do intelecto e da criatividade, especialmente quando relacionados a seus hiperfocos. Entretanto, nesses momentos, até seus *hobbies* favoritos se tornam mais do mesmo.

Desse modo, é fundamental o rompimento da inércia para caminhar em direção à estabilização sensorial. Visto que a irritação e a letargia marcam esse estágio. Novamente é preciso realçar, cada indivíduo possui suas próprias particularidades, apresentando diferentes desafios e, consequentemente, distintos mecanismos de superação e alívio. No entanto, um fator comum para situações de subestimulação é o *stimming*, ou seja, realizar movimentos repetitivos de ativação sensorial.

Esse tópico será mais desenvolvido em uma seção especialmente a ele dedicada, mas resumindo, o *stimming* pode envolver um ou múltiplos sentidos corporais, sejam eles sonoros, tácteis ou olfativos, criando um canal entre o corpo e o mundo, feito uma âncora. Assim, reduzindo os efeitos dissociativos, prendendo a atenção em ações seguras e constantes, acalmando desse modo a ansiedade. Ainda, é importante desvendar novos desafios, estimulando o mecanismo de problema e recompensa cerebral.

Além disso, cercar-se de estímulos reconfortantes ajuda o corpo a se sentir estável e em segurança, o que reduz a apreensão. Se sonoro, podem ser melodias no piano, uma seleção de suas músicas favoritas ou o barulho da chuva caindo. Se gustativo, comer suas comidas de conforto, como *cookies* e chocolate quente, ou com suas texturas favoritas, sejam elas crocantes ou macias. Já na parte táctil, se enrolar em uma manta de seu tecido preferido, tomar um banho relaxante, explorar grãos e plantas. Assistir a sua série ou a filme favorito, pela parte visual. Não importa o que seja, desde que gere ânimo e segurança, incentivando novos estímulos.

Outro ponto que vale a pena ser ressaltado é que os estímulos não são apenas degenerativos. Ao invés de cansaço e agitação, eles podem ser motivadores, como citado anteriormente. Eles podem trazer alegria tão pura, que se assemelha a de uma criança. É uma das partes boas da síndrome, conseguir se divertir com as pequenas coisas, como as gotas de chuva caindo ou as bolhas de sabão, coisas aparentemente bobas, que passam quase sempre despercebidas pela maioria, mas que acendem faíscas dentro de nós.

Microcosmo

A respeito de hipo e hipersensibilidade sensorial, a reação à dor não deve ser ignorada. Segundo crenças populares, autistas são incapazes de sentir dor física. Contudo, conforme estudo liderado pela Dr. Tami Bar--Shalita, da Tel Aviv University, o que ocorre é exatamente o oposto.

Como resultado, é notado que indivíduos autistas são mais sensíveis à dor, a experimentando em níveis mais agudos e intensos que o restante da população. No artigo, é explicado que esse equívoco decorre da tendência dos autistas em realizar automutilação.

A Dr. Bar-Shalita, entretanto, argumenta que a automutilação nada mais é do que uma forma de forçar inconscientemente a ativação de mecanismos de supressão da dor, visto que os autistas possuem dificuldades em ativá-lo naturalmente. Os resultados mostram que essa sensibilidade à dor não advém somente da ineficácia dos mecanismos de inibição da dor, bem como pela intensificação da dor ao longo da transmissão do sinal pelo corpo.

A exposição de dados científicos é primordial quando relacionados à tolerância à dor dos membros do espectro. Pois, ao mesmo tempo que esses são vistos como imunes à dor, quando expressam o extremo desconforto que sentem, muitas vezes, as crianças são vistas como mimadas e os adultos como dramáticos.

No senso comum, pode ser considerada uma forma de chamar atenção. Porém, quando um indivíduo com autismo sente dor, a qual já é mais acentuada, não é apenas o local machucado que dói, o corpo inteiro também sucumbe a ela. Nesses episódios, a cada minuto a sensação se torna mais torturante, uma vez que a dor não apenas se espalha, mas o ambiente ao redor começa a se tornar hiperestimulante, levando a um *meltdown* por *overstimulation*.

São incontáveis os momentos que indivíduos com autismo são ridicularizados por expressar dor, por não ser experimentada do modo "convencional" pelos padrões impostos socialmente. Só quem experiencia a dor consegue realmente sentir como ela é. No entanto, não é somente a dor aguda que acompanha a trajetória do TEA. Dores crônicas é uma parte comum a muitos no espectro.

Pela gigantesca sobrecarga sensorial diária, o corpo começa a parar lentamente, dando sinais de que não consegue suportar toda a pressão colocada em si. Logo, com os órgãos sobrecarregados, as dores de cabeça, os enjoos e as sensações de desmaio são frequentes. E essas dores aumentam mais ainda a irritabilidade e a hipersensibilidade, levando o corpo a entrar em um ciclo vicioso. Muitas vezes incapacitando as pessoas autistas, tornando as obrigações diárias quase impossíveis de serem realizadas, levando ao cansaço extremo e a alterações no humor. Portanto, é necessário atenção especial para a saúde dos autistas, tanto por sua parte quanto por seus entes queridos.

Ainda, pelas dores constantes e pela sobrecarga sensorial, uma das comorbidades comuns no Transtorno do Espectro Autista são os problemas de sono. Com a mente sempre agitada e o corpo inquieto, pegar no sono e manter o estado de relaxamento ao longo da noite são tarefas incrivelmente difíceis, se enquadrando comumente em casos de insônia. Novamente, com o mecanismo de *feedback* positivo, a falta do descanso noturno retoma novamente ao ciclo de cansaço e sobrecarga, nunca encerrando o seu *looping*.

Não obstante, dentro do tópico de processamento sensorial, é importante ressaltar a interconexão entre os cinco sentidos para indivíduos dentro do espectro autista. Pessoas com autismo apresentam limitação severa quanto a processar, analisar e separar o que observam e como reagem a isso, muitas vezes mesclando diferentes áreas sensoriais para validar uma informação.

Em minha trajetória após o diagnóstico de TEA, nunca ouvi qualquer especialista falar a respeito de como a percepção dos sentidos é interligada, em comparação a como esse fato está presente no dia a dia da síndrome. São diversos os momentos em que ao tocar algo, sinto em sua textura um cheiro característico, ou ao escutar uma música imediatamente posso desenhá-la e descrever o seu sabor. Prazeres possuem cores específicas, e dores em certos lugares diretamente afetam outras áreas corporais.

Sinestesia é uma habilidade específica que permite a mescla entre os sentidos. Com ela, é possível, por meio das particularidades de cada um, saber qual dia do mês possui o melhor gosto, qual estação do ano representa a melhor sinfonia ou mesmo que cor corresponde a cada dia da semana. É um fenômeno perceptivo que a estimulação de certo caminho sensorial ou cognitivo ativa involuntariamente outro alternativo ou secundário, envolvendo outras áreas cerebrais.

Mesmo que sinestesia não seja mutuamente exclusiva ou característica universal ao autismo, essas duas condições estão relacionadas – uma com a outra. Estudos mostram que a sinestesia possui aproximadamente três vezes mais chances de se manifestar em portadores do espectro em comparação aos neurotípicos.

A porcentagem de autistas com sinestesia é de 18,9%, em contraste com apenas 7,2% na população geral. E tendo em vista a expressiva manifestação dessa condição no TEA, é importante ressaltar como essa diferente interpretação sensorial contribui para o agravamento de características próprias da síndrome, como a percepção de detalhes, interconexões e, principalmente, na sensibilidade sensorial.

Todas essas circunstâncias tornam a descrição do que realmente sentimos extremamente complicada. Até porque como pode ser definida a diferença entre ficção e realidade, sendo que o que valida o acontecimento é o sentimento atrelado a ele e, consequentemente, a ação em resposta. Isso nos leva a outro debate importante, a diferença entre o micro e o macrocosmo, ou em outras palavras, como o estímulo é processado pelos autistas, e o que "realmente" aconteceu.

A ideia dos fatos como "aconteceram" é prejudicial à comunidade neurodivergente; não é porque uma interpretação está apenas na cabeça de alguém que ela não seja real, pelo menos para ele. Cada um possui um mecanismo próprio de processamento dos estímulos, alguns sentem mais frio ou calor, mais ou menos dor.

Na questão de perspectiva, se perguntássemos para o Sol quem está em movimento, ele diria que é a Terra. Mas, se perguntássemos para um observador terrestre, a resposta seria outra, o Sol aparentaria estar em movimento para ele. Assim é com as situações, existe o microcosmo e o macrocosmo e a existência de um não quer dizer a inexistência do outro, eles não são mutuamente exclusivos e cada um possui o seu valor.

Para tanto, é preciso de empatia para, mesmo diante da impossibilidade de compreender, respeitar o microcosmo de terceiros.

> **Antes de julgar um autista pelo seu comportamento atípico, é importante lembrar que o modo que ele enxerga o mundo é diferente do seu, o que não o torna errado ou exagerado, apenas diferente.**

Quando eu era mais nova, muito antes do diagnóstico de TEA, eu pensava que todas as pessoas observavam o mundo igual a mim, e eu não conseguia entender como elas não pareciam incomodadas com o nosso entorno. Por causa do espectro, tudo parece mais brilhante, mais barulhento, mais colorido.

Principalmente quando ainda não tinha idade para me expressar corretamente.

Do mesmo modo que outras crianças autistas sem diagnóstico, eu reagia aos estímulos com a exata intensidade que eles se apresentavam a mim, me distanciando dos outros da minha idade e preocupando os adultos.

Comecei a perceber as diferenças mais notavelmente enquanto lia livros em primeira pessoa, os personagens descreviam os ambientes tão calmamente, uma coisa de cada vez.

Hoje, eu ainda percebo essa diferença, que inclusive me priva de inúmeras experiências próprias de minha idade, como sair com colegas e ir a festas. Sei que muitos outros autistas passam ou já passaram por isso. Em reuniões de família, por exemplo, vejo a diferença entre mim e meus familiares.

Após pouco tempo, já fico exausta, enquanto a energia deles parece só aumentar com os estímulos. Quando no shopping, ao mesmo tempo que eles se distraem com as lojas, eu foco em acalmar os meus sentidos.

No microcosmo, cada minúsculo detalhe é percebido. É como se a mente se enchesse de flashes a cada segundo. Suponho que seja difícil para neurotípicos compreenderem o modo que os nossos sentidos funcionam.

Diferentemente dos livros, a percepção dos estímulos do ambiente não se apresenta um de cada vez; os estímulos invadem a mente feito um furacão, desorganizando as suas muralhas. Os sons se misturam em apenas um, sendo difícil diferenciá-los. As cores se mesclam, igual a um arco-íris. No fundo, o todo se torna ainda mais complexo do que parece ser.

Antes de julgar um autista
pelo seu comportamento
atípico, é importante
lembrar que o modo que ele
enxerga o mundo é diferente
do seu, o que não o torna
errado ou exagerado,
apenas diferente.

- Rafaela Jacob

CAPÍTULO 3

As emoções

As emoções são os pilares de como vemos o mundo, elas são as reações com sentido que damos aos estímulos.

O psicólogo Robert Plutchik elaborou a roda das cores (círculo cromático) com oito emoções básicas, inatas e universais: medo, nojo, raiva, alegria, tristeza, confiança, surpresa e antecipação. As outras são combinações das primárias, sendo das mais diversas proporções e misturas.

Para ficar mais didático, vou fazer um paralelo com os personagens do filme "Divertidamente", intuitivamente, cada emoção nos remete a certas características, sejam elas comportamentais ou do imaginário mental cotidiano. No senso comum, ao pensar em alegria, certas coisas vêm à mente: cor amarela, risadas, que representa o bem-estar e o prazer. Quando pensamos na emoção tristeza, pensamos na cor azul, em lágrimas, retração social e no desânimo físico e mental. Nojo ao verde, às distorções faciais e reviradas de olhos; torções de nariz relacionam-se à repulsa. Raiva, à intrepidez do fogo, ao vermelho, à fechada das expressões faciais, ao cerrar dos punhos e ao franzir de sobrancelhas. Já o medo se liga ao perigo e à apreensão, da mesma forma que o roxo.

Contudo, esses elementos citados são apenas os estereótipos. Para os autistas, muitas vezes, o que é visto não corresponde ao que realmente é. Cada indivíduo possui seus próprios maneirismos, e esses são muito mais evidentes dentro do espectro. Ao mesmo tempo podem ser demonstradas ao seu extremo estereotipado, beirando o mimetismo cartunesco, podem ser expressas subitamente, em seus minuciosos sinais de comportamento. Em ambos, a emoção é expressa de forma peculiar, que desvia dos padrões esperados. Alegria pode assemelhar-se à vergonha ou até mesmo à raiva; a tristeza ao nojo, o medo à raiva.

Várias vezes já me coloquei em diversos problemas por expressar minhas emoções de maneira nem tão conveniente e, vendo relatos de outros autistas, descobri que não sou a única.

Com o TEA, há deficiências na comunicação interpessoal, até mesmo no entendimento intrapessoal. Quando tentamos expressar certa reação, ainda que com o mimetismo apreendido e a análise de terceiros, esses são articulados de acordo com o repertório pessoal e as manias comportamentais, os quais podem parecer estranhas aos neurotípicos, criando-se erros de comunicação.

É similar a um jogo de telefone sem fio, o emissor e o receptor, embora influenciados pela emissão de um mesmo estímulo, o interpretam de maneiras diferentes. Por exemplo, uma postura analítica e pensativa frequentemente passa por raiva, perguntas que realmente são genuínas são interpretadas como provocações.

Os estímulos emocionais

A alegria, em vez de risadas, pode estar relacionada a expressões fechadas, de contemplação; nem sempre a felicidade interior é exteriorizada nos modos convencionais. Nesse sentido, os autistas passam a imagem de indiferentes, secos e ingratos. Ela, no outro extremo, pode ser borbulhante e frenética, parecendo a espectadores falta de educação ou falsidade para chamar atenção. Pode ser expressa com pulos e palmas, com corridas saltitantes e animadas. Ao julgamento, podem parecer ações infantis, mas certamente são puras de intenção.

A surpresa, em seus dois extremos, pode se assemelhar à apatia ou ao desespero, levando até mesmo à paralisia ou a crises de pânico, como a reação de fuga ou luta. A tristeza em si é a mais variada delas, podendo estar em qualquer ponto do espectro. Ela pode se camuflar em histeria, raiva, nojo, surpresa, apatia ou estar beirando a letargia e a depressão.

O medo, assim também a ansiedade ou o estresse, pode se tornar histérico, repleto de risadas, parecendo desafiadores ao perigo. A raiva é a mais complicada de se desviar de seu comum. A raiva é a emoção mais clara em sua interpretação, normalmente apenas variando em sua intensidade, que pode certamente ser mais abrandada, ou mesmo de raízes diferentes, mas normalmente é expressa de forma intensa. A raiva rapidamente se transforma em fúria e ódio, se entrelaçando, em sua forma mais expressiva, aos gritos e lágrimas, em explosões. Assim como o nojo, o qual parece amplificado a milhares, se espalhando em repulsa.

Apesar de todos esses exemplos, trata-se de exemplos comuns. Em cada indivíduo, igualmente em cada autista, são diferentes as reações, visto que o autismo não é uma linha, é um espectro. Ou seja, em uma mesma pessoa, a intensidade pode variar a cada um dos polos do espectro. O que torna mais complicado, como mencionado na introdução do capítulo, são os maneirismos individuais e são esses minuciosos detalhes que transformam o significado da emoção em fluxo com a ação.

Por sua vez, para expressar amor, é normal o uso do contato físico, em abraços e beijos. Com a sensibilidade sensorial típica do Transtorno do Espectro Autista, há certa evitação de toques amorosos pela sobrecarga dos sentidos.

Esse pequeno comportamento é mal interpretado pelos neurotípicos, porém não são apenas limitações, mas sinal de respeito, pois em seu imaginário, o contato físico não é sempre associado a bons momentos.

Além disso, em momentos de concentração em um diálogo é esperado que, para a atenção de alguém ser plena e demonstrar educação, deve-se manter o foco visual nos olhos do outro interlocutor. Todavia, no TEA, normalmente a plena atenção se dá pelo foco em outra direção. Segundo ditado popular, os olhos são a janela da alma e certamente são superestimulantes.

Ao mesmo tempo que dentro do espectro pensamos estar demonstrando certo sentimento ou intenção, muitas vezes elas são percebidas de outro modo. O positivo rapidamente se transforma em negativo. E até o negativo pode se transformar em positivo. Essa troca deficiente em comunicação não ocorre em apenas um sentido, ela ocorre tanto de fora para dentro quanto de dentro para fora.

O que eu quero dizer com isso é que a dificuldade de compreensão é uma via de duas mãos tanto para os autistas interpretarem o mundo quanto para os neurotípicos interpretarem o espectro, fato esse que além de aumentar os estereótipos contribui para a exclusão social.

Dentro desse tópico, é importante associar essas reações atípicas com a dificuldade de processamento das emoções, na esfera da leitura, também na esfera da interpretação, seja de si mesmo ou do próximo. Autistas regularmente apresentam dificuldades em captar esses detalhes que, em conjunto, representam certo sentimento.

Alexitimia é uma disfunção cerebral, apoiada na busca pelo lógico e pelo concreto, em que há impedimentos no reconhecimento e no processamento emocional. Trata-se da inaptidão em dispender atenção em reconhecimento, descrição e avaliação de não apenas as emoções, mas as sensações corporais. É a incapacidade de transformar o sentimento em palavras e imagens, é a falta de conexão entre as emoções e o pensamento e, consequentemente, à fala também. Em estereótipos, a alexitimia é associada à falta de sentimentos, à pobreza de simbolismo e afeto, levando a relações interpessoais disfuncionais baseadas em conveniência e interesse.

A alexitimia não é um aspecto exclusivo do autismo e nem todos com autismo a possuem, mas certamente são duas condições correlacionadas. Pelo menos metade dos autistas apresentam alexitimia (entre 50% e 80%), em contrapartida a apenas 5% dos neurotípicos.

Quando as pessoas percebem que tem algo de diferente em si mesmas, perguntam "o que eu estou sentindo?" Para a maioria, algo vem à mente, mesmo que precise de certa reflexão para chegar a essa conclusão. Para outros, para os que têm alexitimia, essa resposta não chega aos sentidos.

É como um fio interrompido ao meio, a informação sai, mas não chega. A única resposta que chega ao receptor é "eu não sei", e a falta de respostas acumula esses estímulos no corpo, transformando a dor emocional em dor física.

> **A sensação de não conseguir entender ou descrever as emoções é a mesma de um computador travado.**

É como ver as variações do preto ao branco, por meio dos tons de cinza, contudo sem conseguir distinguir as cores em si. É como uma luz brilhante que cega e impede de dizer qual é qual. É como uma luz brilhante que cega e impede de distinguir as formas e estruturas. É como uma superfície translúcida ou uma neblina encobrindo uma montanha, em que conseguimos ver o formato, mas apenas fragmentos, somente partes de um todo. É similar a um tsunami ou a um furacão, nos quais as emoções se juntam em uma só, em um tormento avassalador, sem que seja possível identificar cada uma.

Quando isso acontece, é difícil distinguir as nuances das emoções, se são boas ou más, pois a mente é bloqueada e tudo fica tão sobrecarregado que se torna físico, o corpo se enche de dor. É como um peso ou um aperto no peito, um espaço vazio que nada consegue preencher, como se sentir um impostor em seu próprio corpo, com uma parte separada de você que possui o conhecimento das emoções, que compreende, mas que existe alguma coisa que separa a parte consciente dela.

Dentro dessa parte de não conseguir nomear as emoções, outro termo a ser destacado é o *brain fog*, ou apagão mental. Causados por altos níveis de estresse e sobrecarga, é uma redução temporária nas áreas de cognição, memória e concentração, impedindo a realização normal das tarefas.

Ela está intrinsecamente ligada à separação das emoções, dos pensamentos e das falas, juntamente com a exaustão corporal, mental e psicológica. Assemelha-se ao ato de bagunçar os livros em uma estante, eles ficam fora de ordem e sem qualquer lógica, em uma grande bagunça. É basicamente isso que acontece com o cérebro, suas ideias e sensações são desordenadas, desconectadas.

A dificuldade na leitura e interpretação das emoções nos leva a outro problema, à instabilidade emocional. Com todas as emoções entrando em jogo, misturadas e sem serem identificadas, é natural que causem estresse, levando em casos mais agravados à perda do controle corporal. A transição entre as emoções polares é extremamente rápida.

Com certo estímulo, uma onda de irritação pode transformar calmaria em raiva e estresse em questão de segundos. Um simples contato com um dos seus hiperfocos pode arrebatar a calmaria em euforia rapidamente, em um piscar de olhos. A somatória dessas variantes causa, obviamente, imensa sobrecarga emocional e psicológica, o que afeta as tarefas diárias e, basicamente, o viver de cada dia.

Ainda, os estímulos emocionais podem causar tanto a hiper quanto a hiporresponsividade. Quando o exterior se torna demais, a reação imediata pode ser extremista, reagindo com 100% do corpo e da mente, ou beirando a apatia. E é nesse polo de indiferença que surgiu o mito de que os autistas são alheios aos sentimentos.

Mesmo com as dificuldades de processamento e interpretação, elas certamente estão lá. No outro lado, o polo de hiperresponsividade cria a imagem de dramáticos e frágeis. Essas falsas impressões são cunhadas pela falta de compreensão pela parte neurotípica da sociedade, não é porque algo não pareça ser como realmente é que sua essência não é verdadeira. Os sentimentos são enganosos e multifatoriais, a ausência da resposta padrão não quer dizer que não houve uma resposta em si, só significa que ela foi dada em outra linguagem.

Entretanto, quando exploramos essas outras linguagens, as variedades são infinitas. Podem ser apenas desvios da norma de padrão de comportamento, com os pequenos maneirismos que se somam para expressar certa emoção.

Podem ser através das artes também, pelo canto, dança, pintura, desenho ou escrita, pela confecção de artesanatos ou pela culinária. Ainda, para autistas não verbais, ou para momentos de sobrecarga, a linguagem de sinais se mostra bastante efetiva. Também, por uma forma que ainda expressa muito preconceito nos dias de hoje, sendo considerada para "retardados" mentais, a comunicação alternativa e argumentativa (em inglês *Argumentative and Alternative Communication - AAC*).

Essa forma de comunicação é baseada em três pilares: imagens de significado único, métodos baseados nas letras do alfabeto e comparação semântica. Esse método vem se mostrando extremamente eficaz na melhora das habilidades de socialização e comunicabilidade de diversos indivíduos com deficiência, principalmente para a parcela mais jovem. Ele, em forma resumida, consiste no uso de imagens para a expressão de necessidades, sentimentos e desconfortos. Pode ser em forma de cartazes, cartões, aplicativos, botões, bonecos, tudo que envolva o emocional e os sentidos.

A sobrecarga emocional, em união com a sensorial, resulta em estados de choque e agonia, causando disfunções no funcionamento sadio do organismo. Entre eles, existem três terminologias que auxiliam na explicação do comportamento autista, são eles: o *meltdown*, o *shutdown* e o *burnout*.

Meltdown

Primeiramente, é importante discutir o *meltdown*, que é o mais conhecido e estereotipado do Transtorno do Espectro Autista. Quando pensam nele, o que vem à mente é uma criancinha, normalmente um menino, chorando e berrando, com desvios da norma comportamental padrão, envolvendo violência física, como socos e mordidas. A terceiros, pensam que é "manha", para chamar atenção, ou drama advindo de má criação por parte dos pais.

O que ninguém menciona, é que *meltdown* pode acontecer com qualquer um no espectro, sem distinção de gênero, idade ou situação em que se encontra. Quando ou como ocorre também não depende de escolha. Nenhum autista tem controle sobre suas sobrecargas, eles não são nada mais do que reações incontroláveis em oposição aos estímulos sensoriais e emocionais, quando eles se tornam de mais para o corpo suportar.

Como mencionado em capítulo anterior, é como faíscas se acumulando até uma explosão, ou um movimento acelerado progressivo dos ventos até a formação de um furacão, controlando plenamente o comportamento em bombas de estresse. É como estar preso em uma jaula dentro de seu próprio corpo, onde os pensamentos não encontram as ações.

> **Algumas vezes, a perda de controle é tão grande que se machucar pode parecer a única saída, transmitir a dor psicológica para a física. Tudo dentro de você parece borbulhar em chamas.**

Tudo ao seu redor é multiplicado exponencialmente: os pensamentos, as emoções e os estímulos do mundo ao redor, o mundo se passa em alta velocidade, e não é possível focar sua atenção plena em nada, apenas em fragmentos, em partes. Pense quando você mais se sentiu sobrecarregado, com isso em mente o eleve ao cubo, essa é a sensação.

Nesses momentos, em que as emoções e sentidos chegam ao seu limite, quando a barreira é ultrapassada e o corpo não consegue mais resistir a eles, elas se expandem em magnitude indescritível, impossibilitando a realização de outras atividades, extravasando assim violentamente para fora.

Perda de memória, desorientação, náusea e dores musculares, enxaquecas, alergias na pele, tontura, perda da sensibilidade sensitiva e alienação à realidade, todos esses são alguns dos mais comuns sintomas dos *meltdowns*. Deve ainda ser considerado que após cessarem os *meltdowns* o corpo estará exausto, e o descanso é fundamentalmente importante. Ir para um ambiente escuro, com protetores auriculares e tapa-olhos, e se deitar com uma coberta auxiliam muito na recuperação; melhor nesse momento se conseguir dormir um pouco.

Infelizmente, a precisão desse descanso representa ainda um tabu em nossa sociedade, pois que pode ocorrer a qualquer momento, seja de noite, no horário considerado adequado, ou no meio do dia, em um evento social, em compromissos educacionais, no trabalho. Eles não têm horário, então, por consequência lógica, essas acomodações também não devem ter. Outro ponto a ser ressaltado é que a duração, tanto do *meltdown* quanto do *shutdown* e do *burnout* é variável, dependendo de o quão forte foram os estímulos e do organismo de cada um.

Já tendo estabelecido a descrição do *meltdown*, devemos nos dirigir à segunda reação, o *shutdown*.

Shutdown

Diferentemente do *meltdown*, o *shutdown* é mais interno do que externo, é como a criação de uma bolha de proteção para evitar ataques tanto sensoriais quanto emocionais. Se considerarmos o mecanismo de lutar ou fugir, o *meltdown* seria o lutar e o *shutdown* o fugir, como um congelamento.

As causas dele são bem parecidas com as do *meltdown*, mas sua particularidade é a forte relação com causas interpessoais. O estresse e a sobrecarga de estímulos sim, podem causá-lo. Contudo, mudanças na rotina, momentos de socialização e emoções intensas são as suas fontes mais comuns.

Eles são ativados quando o mundo ao redor se torna hostil e estressante ao máximo, mas em vez de ser descarregado externamente, o mecanismo de defesa consiste em se fechar internamente, feito um casulo, para impedir a penetração de mais emoções e eventos, pois o que está na parte de dentro já é perturbador o suficiente.

O *shutdown* é mais difícil de ser notado do que sua contraparte externa, sendo, por muitos, considerado um *meltdown* interno, o que não é exatamente desse modo, pois as pessoas são, em diversas situações, forçadas pelos autistas a evitar mais confrontos sociais, visto que, por serem guardados apenas para si, são mais bem vistos pelos alísticos. Porquanto, os *meltdowns* são observados como birra e falta de educação, e os *shutdowns* são julgados como timidez ou simplesmente apresentam conduta antissocial.

O *shutdown* pode ser identificado principalmente pela dissociação com a realidade. Quando ocorre, parece que você fica preso em seu próprio microcosmo, sem qualquer contato com os arredores. A sensação de não possuir mais os membros articulados, como pernas e braços, se assemelha a uma dormência extremamente forte, na qual o *shutdown* desaparece.

Os únicos barulhos perceptíveis são o do batimento cardíaco e o da respiração, todos os que não são advindos do próprio corpo somem, assim como a visão, que fica turva e escura. É como se o cordão que ligasse os receptores sensoriais ao cérebro tivesse se rompido. Até mesmo conversas em seu idioma materno podem parecer uma língua alienígena.

Para alísticos, pode ser notado com uma postura de escapismo, comumente associada ao isolamento social. Pouca fala e movimentos escassos e espaçados também são sinais, inclusive, podem ser reduzidos a praticamente nulos.

A perda de memória, tanto recente quanto em longo prazo, juntamente com o esquecimento de como realizar tarefas do dia a dia. Também a perda da coordenação motora, balanço e equilíbrio.

> **Internamente, o cenário é de plena exaustão, com certo cansaço que chega até os âmagos do ser, impedindo a realização de qualquer outra tarefa, pois o corpo precisa de toda a escassa energia que sobrou para combater a crise no sistema.**

Burnout

Por último, a terceira reação que vamos analisar é uma que demora mais para se concretizar, porque, em contraste com as outras duas, não possui um estopim muito claro, é um acúmulo ao longo de uma parcela considerável de tempo, que pode ser de semanas, meses ou até anos. O *burnout* é um quadro de letargia e disfunção emocional e sensorial que vem se estendendo a um longo tempo.

O mundo alístico não está acomodado às necessidades do espectro autista e, como os humanos são obrigados a viver em sociedade, a longa exposição a esses estímulos causa cansaço excessivo a quem tem TEA.

Uma fala com a qual muitos autistas já se depararam é "você precisa se esforçar mais", em justificativa a razão que nos sentimos sobrecarregados. Quando nós nos defendemos, explicando a situação, dizem que estamos usando muletas para ter privilégios, para fugir do que é esperado. Essa postura capacitista é incrivelmente prejudicial, ajudando ainda mais na disseminação dos estereótipos relacionados ao *burnout* neurodivergente.

Nesse quadro, até mesmo atividades consideradas necessárias à sobrevivência e para manter uma boa higiene são negligenciadas, não por escolha, mas por ser fisicamente limitantes, impedindo de ser realizadas. Escovar os dentes, tomar banho, se alimentar, levantar-se da cama, tarefas simples que se tornam quase impossíveis de se fazer.

A situação do *burnout* autista pode ser facilmente confundida com depressão, se não analisada minunciosamente. Mesmo na própria comunidade, ainda existem intensas discussões sobre qual é a tênue linha que separa essas duas condições, pois são substancialmente semelhantes, tanto internamente quanto externamente.

Descrevendo essas três reações, deve-se novamente levar atenção para o fato de que o autismo é um espectro, não uma condição unidimensional. Cada autista é um indivíduo autônomo e particular, e como esses mecanismos de defesa que se apresentam em cada um podem variar, não é porque uma representação é mais comum que as demais estejam erradas ou sejam fingimento. Essencialmente, essas reações se assemelham por serem advindas do mesmo processo de acumulação, mas suas nuances são tão distintas quanto as cores que enxergamos.

Violência, abuso e *bullying*

Outro fator ainda que impacta na relação entre o TEA e as emoções é o efeito do trauma no desenvolvimento emocional programado. A exposição à violência, abuso e *bullying* impactam no desenvolvimento de qualquer indivíduo, seja ele neurotípico ou neurodivergente, alístico ou autista.

O ponto é que autistas, principalmente nas fases da infância e adolescência, estão muito mais vulneráveis a essas situações hostis pelo comportamento atípico que apresentam, levando à segregação social não apenas por seus parceiros de idade, igualmente pelos adultos em seu entorno, como pais, responsáveis e professores.

Uma experiência universal entre os autistas é o *bullying*. É triste fazer essa afirmação, mas isso não a torna menos verdadeira.

Expressar os meus gostos, opiniões e emoções sempre foi motivo de ser um alvo ao longo da minha vida, então, assim como muitos outros autistas, criei um mecanismo de defesa para reprimir a expressão de emoções.

Quando estava triste, era taxada de uma criança dramática que queria chamar atenção, quando estava feliz, era inquieta e mal-educada. Isso ocorre até hoje e, se o imaginário popular não for reformado, continuará por até mesmo depois de minha morte.

Dessa forma, o trauma se enquadra em diversas circunstâncias, mas o problema invisível e negligenciado em relação a ele é que não se trata de uma situação banal. O trauma impede a formação de conexões padrões, essenciais à evolução do indivíduo, impede a formação de vínculos afetivos fundamentais ao desenvolvimento.

> **O trauma força crianças autistas, desde muito pequenas, a terem de formar outro caminho para desviarem das hostilidades do meio.**

Ou seja, o caminho natural do desenvolvimento não é cumprido, sendo criadas rotas alternativas que em muito vão impactar nos anos seguintes. É um ciclo vicioso. Autistas já possuem suas individualidades atípicas no modo de sentir, pensar e se comportar, são características inatas.

Todavia, com essas situações adversas, com esses mecanismos alternativos, a diferença entre eles e outros de sua idade se torna cada vez mais evidente com o passar dos anos, alimentando ainda mais esse ciclo, tornando o amadurecimento emocional, que já possui déficits intrínsecos do transtorno, mais tardio e prejudicial.

Dentre as comorbidades relacionadas está o desenvolvimento de quadros severos de Transtorno de Ansiedade Generalizada e Transtorno Depressivo, em conjuntura com o Transtorno de Estresse Pós-Traumático, tanto em sua categoria simples quanto em sua categoria complexa.

É normalmente mais falado a relação do espectro com a ansiedade e a depressão, visto que suas incidências são muito mais altas em indivíduos autistas pelas dificuldades impostas pelo mundo, tanto no plano social quanto sensorial e emocional.

Entretanto, um dos maiores vilões dentro do espectro é esquecido, o Transtorno de Estresse Pós-Traumático (TEPT). Em alísticos, sua incidência é de aproximadamente 4%, em comparação a 45% em autistas. E como quase metade do espectro sofre com essa síndrome, é importante dar-lhe o devido destaque.

O risco de seu desenvolvimento é mais alto para grupo socialmente mais vulnerável, e é aí que o autismo se enquadra. Suas principais causas são o *bullying* e o abuso sexual, visto que autistas são considerados presas fáceis, por normalmente não entenderem plenamente as normas sociais e as mensagens subliminares nas conversas.

Não só causam o atraso global do desenvolvimento, mas terrores noturnos, ansiedade e depressão, maior tendência ao isolamento e à reclusão, problemas de confiança em si mesmo e nos outros, *flashbacks* que impedem a realização de certas atividades ou a permanência em certos ambientes.

Todos esses fatores estão relacionados aos baixos índices do Quociente Emocional (QE) em autistas, com grande discrepância para os resultados dos neurotípicos. Tendo em vista que, dentro do espectro, esse amadurecimento emocional ocorre em níveis e padrões únicos e que não são consoantes com a norma padrão.

O trauma força crianças autistas, desde muito pequenas, a terem de formar outro caminho para desviarem das hostilidades do meio.

- Rafaela Jacob

CAPÍTULO 4

Socialização

O ser humano é um animal político, um ser social e membro vital da sociedade. Desde o nascimento, há a busca de validação no outro.

As intensas redes de socialização são obrigatórias para o desenvolvimento do indivíduo.

Certamente, todos possuem o seu lugar na sociedade, mas, assim como tudo construído pelos humanos, mesmo que seja organicamente, está baseado em crenças da comunidade, sofre variação de acordo com o imaginário social do grupo.

Ou seja, o que é considerado anormal é constituído de fatores voláteis.

Esse processo ainda é válido para a classificação do Transtorno do Espectro Autista.

Desde o Império Romano até as grandes navegações e a queda de Bastilha, diversas coisas divergem dos dias atuais. Isso é natural, a passagem do tempo altera a mentalidade popular. Desde Eugène Bleuler até Leo Kanner e Hans Asperger, muito mudou a respeito do autismo, em relação à sua visão médica e pelas camadas neurotípicas e alísticas.[3]

Pessoas com deficiência sempre ficaram às margens dos grupos. Mas, mesmo dentro dessa vasta categoria, há certa distinção entre as que podem ser percebidas pela aparência e as que estão escondidas por trás das máscaras sociais. O TEA se enquadra no segundo grupo.

Essas redes intrínsecas, muitas vezes imperceptíveis pelo preconceito estrutural de nossa sociedade, formam as relações dos indivíduos entre eles e com o meio, e é essa a abordagem que nos propomos a explorar neste capítulo: como autistas, pelo processo de socialização, reagem, interpretam e se comunicam com o mundo ao seu entorno.

As coisas nem sempre são do jeito que realmente pensamos que elas são; os ídolos que desenvolvemos ao longo da existência nos fazem perceber o mundo apenas pelo ângulo que desenvolvemos, por meio de experiências e interpretações pessoais. Os sentidos são enganosos e particulares, as opiniões singulares.

---

3   O psiquiatra Eugène Bleuler foi a primeira pessoa a utilizar o termo autismo, em 1911, como uma subcategoria da esquizofrenia: "desligamento da realidade combinado com a predominância relativa ou absoluta da vida interior" (BLEULER, 2005 apud DURVAL, 2011). Leo Kanner, também psiquiatra, estabeleceu o autismo como psicopatia infantil após a análise de onze casos de crianças autistas. Por fim, Hans Asperger, polêmico médico alemão nazista, subdividiu o autismo em nova categoria, a Síndrome de Asperger, a qual hoje conhecemos como autismo de nível de suporte 1 associado com altas habilidades e superdotação.

Todavia, certos estereótipos ainda são formados. Isso ocorre porque a grande maioria da população está em uma faixa neutra, mediana, na qual forma ideais baseados nessa comoção popular. Assim, são formados os preconceitos. É como um círculo, a humanidade em sua quase totalidade se encaixa dentro dele, com comportamentos semelhantes e considerados normais.

Os que não se adequam a esses padrões são expulsos do círculo, taxados de anormais, aberrações.

É exatamente isso que acontece com os autistas. Por não se encaixarem nas conveniências estabelecidas, eles são segregados e definidos com certos "rótulos", alguns inocentes e outros nocivos, contudo, se trata de estereótipos, os quais por si só causam prejuízos no processo de socialização.

Com eles, antes de você ser uma pessoa, você é uma ideia preconcebida. Logo, os relacionamentos formados não são completamente genuínos, pois a primeira ideia sempre tem prevalência.

Os estereótipos do autismo são em grande parte contraditórios, o que só faz sentido pelas nuances do espectro. Para começar, existe a mistificação do "anjo azul." Sua estruturação já induz ao preconceito. O azul se refere à alta incidência do espectro em meninos (que é aproximadamente três quartos do total), e anjo pela ideia de inocência, de permanecer eternamente na infância.

O termo "anjo azul" é utilizado principalmente por parte dos pais de autistas, igualmente compartilhados por professores e cuidadores. Ainda que sua intenção original seja a de ser um apelido carinhoso, bem como a expressão "especial" é capacitista, pois além de infantilizar um grupo, perpetua essas ideias.

Quando pensam em autismo, a ideia de um menino na primeira infância é o que normalmente vem à mente. Por isso, quando meninas e adultos comunicam outras pessoas sobre a sua condição, causam dúvidas e estranhamento.

Esse termo tira a humanidade dos autistas, parte que gera comoção e empatia. Ao pensarem nos autistas tais quais seres angelicais, excluem a culpa de ações cometidas com eles. Ao santificar alguém, é inferido que a pessoa aguenta as adversidades sem sofrer. Ou seja, que são alheios a todo o preconceito direcionado a eles. Humanos sofrem, anjos não.

A ideia de que autistas estão aqui para ensinar, para serem exemplos, é prejudicial por se tornar um fardo. Autistas são pessoas como qualquer outra, com qualidades e defeitos, com dias bons e ruins. Humanos erram, anjos não. Aí está o problema.

Não somente isso, o conceito de inocência infantil também invalida, na visão cotidiana, o diagnóstico de diversos autistas, principalmente os que convivem como "adultos". Com essa visão deturpada em mente, diversas experiências do espectro são ignoradas, por exemplo, a sua inserção no mercado de trabalho e a dificuldade para encontrar parceiros românticos, visto que pensam que eles terão os gostos de bebês eternamente.

Quando mascaram melhor, ou simplesmente usam de sarcasmo, o seu autismo é questionado, por não se encaixar nesse pequeno padrão. Esses estereótipos, em parte, são fomentados pela mídia, a qual sempre coloca os autistas nessas caixas.

Capacidade intelectual

Ao falarmos do espectro, outra preconcepção é sobre a sua capacidade intelectual e, nesse caso, os dois estereótipos são polos opostos. Por um lado, é suposto que os autistas são intelectualmente incapazes, usam o jargão capacitista "retardados" mentais. Parcela da sociedade acredita que eles não compreendem falas, cenários e estímulos.

Em outro ângulo, acredita-se que todos os autistas são supergênios, impossíveis de cometer erros. Majoritariamente pela influência de filmes, é do imaginário social que portadores do espectro consigam fazer contas gigantescas de cabeça e lembrar a data de todos os acontecimentos históricos marcantes, ou até mesmo repetir com as mesmas palavras um livro que foi lido há muitos anos. Sim, isso é possível para alguns autistas, mas esses representam a exceção.

O que ocorre é que passam muito tempo estudando e vivendo os seus hiperfocos, tornando-se especialistas em tempo muito menor que o médio esperado.

Há uma crença de que autistas são inabilitados socialmente, incapazes de se comunicar e que detestam interações interpessoais. Não é exatamente definido por ódio, a maioria dos autistas se afasta dessas situações em grupo pela hostilidade por parte dos alísticos. Não é pela falta de desejo de se socializar, mas porque possuem limitações. Mesmo nos momentos de socialização, quando se comunicam de maneira alternativa, não quer dizer que sejam incapazes de se comunicar, apenas que o fazem de maneira menos convencional.

É imaginado, igualmente, que pessoas no espectro não possuem emoções, não conseguem viver sozinhas, são incapazes de formar relacionamentos duradouros, entre diversos outros estereótipos. Essas características, ideias preconcebidas criam uma imagem singular de como um autista deve parecer e agir. Existe autista com essas características, sim, da mesma forma que existe entre todos os tipos humanos.

O problema com a generalização é que ela só abrange uma pequena parcela, ignorando vasto número de autistas que não se encaixam nessa caixa. E, considerando apenas um tipo, certo segmento da sociedade tende a invalidar os outros, por pensar que estão fingindo.

Muitos autistas já escutaram a frase "você não parece autista." Logo depois, complementam que a pessoa é muito bonita, muito inteligente ou muito talentosa para estar no espectro.

Essas frases, ainda que pareçam um elogio para quem as proferiu, não apenas invalidam a experiência autista do ouvinte, mas diminuem a importância e a singularidade de humanos dos outros no espectro, sendo eles taxados de inúteis e aberrações.

Empatia e compreensão

Outro fator na área de socialização que é desafiador no espectro é a relação com a empatia e a compreensão do outro. No dia a dia, indivíduos com autismo passam por seres indiferentes e frios. Em um dos extremos, empatia pode ser incrivelmente difícil de se materializar no espectro. Podem, aos olhos de terceiros, se passarem por narcisistas ou sociopatas, pelo comportamento egocêntrico e antissocial.

Isso ocorre pela reduzida demonstração de carinho e afeto (a qual nem sempre é escassa, apenas demonstrada de forma diferente) e por indiferença e máscaras emocionais externas, beirando a apatia. E essa ausência de expressões emocionais é, aos neurotípicos, associada à ausência de emoções.

Também, pela dificuldade de perceber as nuances sociais, autistas podem não expressar empatia por genuinamente não perceberem qual é o problema, muitas vezes se realmente existe um problema. Já mencionado em capítulo anterior, há imensos obstáculos na interpretação e no processamento emocional entre os autistas, os quais se agravam mais ainda pelos maneirismos de cada um.

Como cada indivíduo interpreta os estímulos externos pelo seu prisma pessoal, com a existência de comportamentos atípicos associados a essas nuances emocionais, para os autistas é muito mais complexo que olhar para alguém e identificar o que a pessoa está sentindo, até mesmo com a *alexithymia*, ou seja, a dificuldade de compreensão dos outros é intimamente ligada ao sentimento de empatia.

Quando não entendem os outros, não por maldade, mas por possuir o seu próprio repertório, não é simples se colocar no lugar de outra pessoa.

Ademais, a genuína curiosidade também pode se passar por indiferença e crueldade. Quando curiosidade, a busca por respostas sobre tudo também parece frieza, quando a angústia é superada pelo interesse.

Em situações adversas em que as pessoas são esperadas a reagir com tristeza e solidariedade, pela dificuldade em compreender por si mesmos, autistas frequentemente começam a fazer perguntas acerca do acontecimento, ou, quando em escala maior, realizar pesquisas sobre. Para muitos, pode parecer insensibilidade, no entanto, para aqueles no espectro, uma forma de demonstrar solidariedade é compartilhar informações e interagir na situação.

SOCIALIZAÇÃO **77**

Por outro lado, os autistas podem possuir superempatia. Autistas sentem de uma maneira diferente e pode ser extremamente intensa, gerando certa capacidade de até mesmo replicar em seu próprio corpo as emoções das pessoas e animais que o cercam. E esse excesso de preocupação com os sentimentos alheios pode se tornar físico de tão intenso, sobrecarregando o indivíduo.

Entre os dois polos, a hipo ou hiperempatia, existe o meio-termo. Há, inclusive, os que a sentem, mas não a entendem em plenitude, ou até mesmo não entendem nem um fragmento, pensando que não existe, ou, ainda mais os que as sentem e as compreendem, porém não conseguem expressar. A empatia pode ser condicional também, direcionada a pessoas que se sentem próximas, personagens fictícios de livros, filmes e séries, animais ou ainda outros autistas.

Ainda na área da empatia, o amor é certamente uma forma de expressá-la. Entre as linguagens do amor utilizadas por neurotípicos estão: palavras de afirmação, tempo de qualidade, dar presentes, atos de serviço e toque físico. Eles também são utilizados por autistas, certamente. Contudo, indivíduos no espectro muitas vezes demonstram sentimentos de maneiras consideradas inconvencionais.

Compartilhar informações sobre seus hiperfocos, ou *info dumping*, é um sinal de mostrar confiança. Pelos tabus da sociedade, é normal esconder seus interesses profundos, tanto por julgamento quanto pelo rótulo de "sabe-tudo".

Quando um autista realmente confia em alguém e gosta verdadeiramente da pessoa, partilhar informações que lhe dão alegria é um modo de dividir esse sentimento e uma prova de segurança.

Do mesmo modo, outra linguagem do amor é pesquisar sobre os interesses dos entes queridos, estudar sobre eles e acerca de sua própria personalidade. Uma maneira de mostrar o amor é deixar a pessoa feliz ao falar sobre assuntos que ela gosta, essa via vale para os dois lados. No quesito de tempo em conjunto, não significa necessariamente fazer uma atividade em grupo.

Apenas ficar no mesmo ambiente que a pessoa é um modo de mostrar que os estímulos vindos daqueles indivíduos são prazerosos e não incomodam como os outros.

Na condição de autista, posso afirmar que só em dividir o espaço com quem não possuo sentimentos já é profundamente estressante. Todavia, existem indivíduos com as quais isso não acontece. Dividir o ambiente é outra forma de demonstrar afeto e confiança e é uma das mais profundas. Nesse aspecto, a ajuda mútua é também apreciada.

Embora sem realizar a mesma tarefa, cruzar as atividades em certos momentos para fortalecer os vínculos é uma linguagem de amor, mostrando que a pessoa está aqui.

Em relação ao contato físico, pressão forte em abraços é igualmente uma forma de expressar simpatia. Para autistas, em momentos de estresse, sentir-se seguro é um aspecto muitíssimo importante, um aspecto que os leva, quando querem mostrar solidariedade ou amor a alguém, a repetirem o ato. Por último, presentes baseados em seus gostos pessoais. Não de valor monetário, mas sentimental.

Retomando ao estereótipo de "anjos azuis", isso nos leva a outro aspecto importante. Nem sempre (quase nunca) indivíduos autistas parecem ter a idade que realmente possuem. Isso vale para os dois lados, podem tanto parecer bem mais novos quanto muito mais velhos do que realmente são. Inclusive, muitos autistas são classificados das duas formas ao mesmo tempo.

Para parceiros de idade, normalmente indivíduos no espectro parecem ser mais velhos do que realmente são, principalmente quando ainda estão em tenra idade. Pelos seus gostos peculiares, ou os hiperfocos, dependendo qual seja sua escolha, lhes garantem vasto acúmulo de conhecimento anormal para sua idade.

Quando eu tinha seis anos, por exemplo, meus pais me levaram a uma livraria e falaram para eu escolher um livro, eu escolhi um exemplar de uma enciclopédia da natureza que era meu hiperfoco. Eu carregava o livro para todo lugar.

Em contrapartida, as outras crianças carregavam bonecas e carrinhos. Eu via os seus interesses como entediantes, do mesmo modo que eles viam os meus. A tabela periódica me acompanhou ao longo de todo o colégio. Atualmente, eu diria que são os três principais interesses que sempre tive: astronomia, neurociência e histórias fictícias (livros, séries e filmes e os seus personagens). Esses três tópicos sempre me apaixonaram, principalmente o funcionamento do cérebro humano. Ele é como um quebra-cabeça, um desafio misterioso e intrigante no qual sempre há algo novo para aprender.

Não é incomum observar crianças autistas recitando os países em ordem alfabética, ou se interessar profundamente por mitologia grega. Assuntos que claramente divergem do imaginário do grupo etário a que pertencem, facilitando no processo de segregação entre os autistas e os alísticos.

Por passar muito tempo entre livros e objetos de pesquisa, jovens autistas, muitas vezes, apresentam um repertório sociocultural em níveis mais avançados do que certos adultos. E isso é evidente durante conversas. Seus colegas de classe e de brincadeiras certamente não se impressionam com conversas sobre a geopolítica atual ou de que forma os valores romanos ainda inspiram a sociedade brasileira. Assim, nas rodas sociais, por agirem feito adultos, são excluídos pelas demais crianças.

Junto a isso, pelas suas sensibilidades sensoriais e reclusão social, outros comportamentos típicos da era infantil são revertidos. Por exemplo, brincadeiras podem parecer levianas e os barulhos que elas emitem são incômodos para uma audição aguçada.

Problemas de lógica se tornam simples, e histórias revelam eventos escassos e passam a ser previsíveis, deixam de ser estimulantes, começam a perder a graça e por fim se tornam um tédio contínuo. Esses efeitos normalmente se abrandam ao longo dos anos. Em certos casos, apenas aumentam, pelas práticas de anos em algumas áreas.

Contrariamente, autistas podem ainda parecer muito mais novos do que realmente são. Os hiperfocos podem ser considerados infantis, por exemplo, ao expressar gosto por dinossauros ou trens (tipicamente associados a crianças). Em outra situação, a dificuldade em entender estímulos sociais e regras comportamentais, aos olhos de terceiros, os fazem parecer jovens, inocentes e inexperientes.

Ainda, os *meltdowns* e *shutdowns* contribuem para o estereótipo de criancinhas birrentas (o que já estabelecemos que é um mito, extremamente capacitista). Em adição, pela pouca ou exagerada expressão facial, e por questões estéticas e sensoriais, a aparência de indivíduos dentro do TEA tende a ser mais juvenil. Não por comportamento, mas por almas que se assemelham fisicamente mais a crianças.

Por seus maneirismos, dentre eles a seletividade alimentar e a sensibilidade sonora, normalmente, pessoas mais velhas consideram suas atitudes semelhantes às encontradas em bebês e crianças pequenas, levando ao ataque aos modos dos autistas, julgando-os menos capazes pela forma com que se apresentam.

Nesses aspectos, tanto em relação ao mais velho quanto ao mais juvenil, o tratamento que o autista recebe por parte da sociedade se torna atípico, variando de como seria tratado um neurotípico.

Em ambos, são considerados esquisitos, portadores de desvios da normalidade padrão. Quando julgados mais novos, são infantilizados e ridicularizados. Mais velhos, são considerados pessoas "sabichonas", muito "certinhas"; ficam entediantes. Além disso, se tornam como uma exposição de circo para neurotípicos por serem "engraçadinhos" ou "miniadultos."

Honestidade exacerbada

Essa é outra característica que prejudica o processo de socialização de autistas. Vale destacar que embora os comentários passem dos limites estabelecidos pela ordem social, não são feitos por malícia, são apenas constatações de fatos ou curiosidades genuínas. Todavia, são interpretados como grosseria ou falta de educação, caracterizados de hostis.

Ela acompanha os autistas em todas as fases da vida. Quando eu estava na pré-escola, em um trabalho da aula de artes, acabei perguntando o porquê de uma colega minha estar desenhando o Papai Noel se era o Dia dos Avós, não o Natal. Ela saiu chorando, e a professora me deu uma bronca, mas eu não tinha entendido, porque para mim realmente o desenho parecia o Papai Noel (ele estava de vermelho e tinha uma barba enorme, além de terem elfos do seu lado). Depois eu descobri que os elfos eram a menina e os seus irmãos e o "Papai Noel" era o avô dela. Ela só desenhava como uma criança de quatro anos deveria, mas eu não entendia como ficava tão "estranho".

Já um pouco mais velha, no sexto ano, corrigi o meu professor de matemática na frente da sala, pois ele tinha errado a conta. O mesmo aconteceu com o meu professor de geografia, que tinha confundido os países que fazem fronteira com o Brasil.

Até hoje, na minha adolescência, essas situações ocorrem mais frequentemente do que eu gostaria, visto que prejudicam o meu relacionamento com os meus pares, como quando um conhecido meu precisou de uma cirurgia de emergência e todos estavam chorando, eu perguntei se ele havia morrido e expliquei que a morte é natural, todos nascem e morrem, e meus pais chamaram minha atenção por deixar o "ambiente pesado".

São atos que podem ser vistos como rudes para muitos, mas são genuínos e com boas intenções. Em nenhum desses três exemplos eu entendia o porquê da raiva e do descontentamento das pessoas, para mim tudo isso era normal, ainda é. Nas regras de convivência não escritas há respostas corretas para perguntas padrões, por exemplo: "Você gostou da minha roupa?", "Você realmente acha que eu sou inútil?", ou "Você achou o meu desenho realmente bom?" Esses são apenas pequenos exemplos, mas que, em verdade, excluem os autistas dos círculos sociais. O problema é que neurotípicos não entendem essas boas intenções por trás. Para as meninas e mulheres, isso é muito mais evidente do que em meninos e homens. Socialmente, de indivíduos do gênero feminino é esperado que ajam feito *ladies*, sendo sempre cordiais e gentis, esperando que dominem os manuais de etiquetas e as respostas esperadas. Principalmente em relações entre mulheres, a facilidade de uma resposta soar errada se faz muito maior.

Nisso, nas ocorrências das verdades nuas e cruas, é criado o mito de que autistas não conseguem mentir. Fato que não é exatamente verídico. Sim, indivíduos no espectro podem mentir e manipular a realidade, da mesma forma que qualquer pessoa. Porém, pelos altos sensos morais de justiça e pela ânsia de busca pela verdade, além da dificuldade em entender as regras sociais e os momentos de comunicação, autistas preferem se dirigir apenas à sinceridade. Divulgar informações verídicas a terceiros torna-se uma responsabilidade.

> **Uma coisa que posso afirmar por toda a comunidade autista é que não gostamos de ser enganados, de possuir as informações distorcidas bem em frente de nossos olhos. Embora sabendo das consequências de falar o que se pensa, é mais fácil lidar com elas do que com uma culpa gerada por um empasse moral.**

A verdade pode ser tanto universal quanto particular, subjetiva. Então, quando uma verdade pessoal for dita, será assim considerada pelo anunciante. Nesses pontos específicos, a manipulação da realidade, presa em uma linha tênue entre verdade e mentira se torna mais simples.

Dentre esses momentos de sinceridade, estão duas situações que estimulam a ideia de arrogantes, "sabe-tudo": corrigir os erros que a pessoa comete ao contar uma história ou um evento, principalmente quando se refere a um assunto próprio de um de seus hiperfocos. A correção gramatical é também notada.

A correção torna-se um dever, não só com a verdade, mas com seus companheiros, que ainda se encontram nas cavernas da enganação. É uma obrigação inevitável e irrecusável. Todos merecem saber dos fatos como são, sem mentiras.

Para o TEA, precisão e evidências são dois eixos da verdade e, certamente, devem ser levados em consideração.

Em compensação, muitos dentro do espectro possuem excelente radar para identificar mentiras, tanto por estudá-las quanto por possuir grande senso diante da realidade.

Autistas são dotados de excelente percepção do seu entorno, seja pela sua sensibilidade sensorial ou pela percepção única do mundo.

A solução se torna aprender a mentir, a mascarar suas verdadeiras opiniões e trair os seus valores. Ao passar dos anos, com o amadurecimento próprio da idade, aprender a não chamar atenção para si mesmo começa a ficar mais fácil. A prática leva ao mais próximo da perfeição que cada autista pode chegar da mimese[4] do comportamento alístico.

Em contrapartida, mesmo se esforçando, ainda ocorrem escapes em rápidos momentos em que a máscara se fragmenta. Mascarar suas ações é realmente cansativo, e os instintos normalmente falam mais alto.

Até porque, em suas colocações estão por trás verdadeiras puras intenções, de ajudar e de partilhar o real. Alguns autistas vão conseguir mascarar melhor, outros, mesmo falando o esperado, vão revelar a mentira pela linguagem corporal. Alguns vão entender, outros não, e é importante aceitar isso como uma parte natural da vida.

Esse comportamento passa a ser não natural, ou inato, mas apreendido. O hábito torna-se uma segunda natureza.

> **Ao mesmo tempo que não queremos mentir sobre nós mesmos e sobre como interpretamos o mundo, até a sociedade começar a aceitar os autistas do jeito que são, sem qualquer máscara, que escolha realmente temos?**

---

4 Mimetismo – ocorre quando uma pessoa com autismo tenta se adaptar ao ambiente social ao seu redor, suprimindo seus traços autistas naturais para se encaixar mais nos padrões sociais considerados "típicos".

Ainda que não venha naturalmente, é necessário para a convivência social.

Como dito, autistas são altamente perceptivos. Mesmo com a dificuldade de entender as situações sociais e os padrões emocionais por natureza, a sua habilidade de notar até os mínimos detalhes é excepcional, diferente e mais aguçada do que qualquer neurotípico pode imaginar. A interpretação não vem espontaneamente, mas de modo mecânico. Da mesma forma que a aritmética é aprendida pela prática, a astronomia por observação e a história por leitura e análise, o comportamento humano também pode ser aprendido pela união de todos esses métodos.

Indivíduos no espectro conseguem perceber padrões, até aqueles os escondidos para olhos normais.

O padrão de letras, dos astros, das estações. Tudo possui um ciclo, um modo particular de repetição, só basta alguém capaz de decifrá-los. O autismo faz a busca pela verdade se tornar uma prioridade. Há certa necessidade em entender como o mundo realmente funciona. Em associação com sentidos aguçados, essa busca passa a ser facilitada. É como uma máquina. Para realizar certo procedimento, precisa de peças adequadas.

Para o cérebro humano identificar detalhes minuciosos, é essencial que os órgãos sensoriais estejam de acordo, coisa que o organismo autista possui.

Assim, o autista quando dispende seu tempo para aprender como as pessoas de sua convivência se comportam, os padrões começam a se tornar óbvios. As pessoas são iguais a livros, se aprender a sua linguagem, torna-se fácil precaver suas intenções.

Previsibilidade

A previsibilidade torna as situações sociais entediantes. Ao analisar o ambiente, é perceptível que os mesmos padrões vão se repetir periodicamente. Existem certos arquétipos de pessoas a serem considerados e, ainda entre eles, cada um possui a sua própria particularidade. Contudo, como já dito, para olhos atentos, é possível notá-los, não importando a proporção.

Autistas gostam de rotinas, de fatos e ações fixas e imutáveis. Analisar é a conclusão lógica, é a medida a ser tomada. Isso não significa que não torne as relações interpessoais entediantes.

O cérebro autista busca por desafios, por mistérios. Ele precisa investigar a verdade tanto quanto precisa se manter estimulado. Sabendo como os eventos se passam, o propósito de procurá-los se perde, principalmente sabendo que as suas características, típicas do espectro, trarão reações adversas dos interlocutores.

O tédio nos momentos de socialização não provém apenas de sua previsibilidade. Em adicional, como já mencionada, a divergência de interesses também é um agravante. Muitos no espectro possuem altas habilidades ou superdotação. Mesmo os que não se enquadram nessa condição pensam e sentem de modo diferente.

Nesse aspecto, quando conversando com alísticos, o nível de aprofundamento que apresentam em determinado assunto é outro, o assunto não flui. Neurotípicos costumam reagir mal às falas aceleradas, repetidas e animadas dos autistas a respeito de seus hiperfocos, ou *info dumping*, como esse fenômeno é igualmente chamado. Ainda, como dito anteriormente, a diferença de interesses também influencia no tédio.

O espectro nos faz possuir fortes valores internos. Logicamente, fortes valores levam a obstinadas opiniões. Autistas costumam ter posicionamentos impetuosos acerca de tradições, ideologias e simplesmente sobre como a sociedade funciona. Essas conclusões, em si mesmas, causam grande polêmica nos círculos sociais por sua radicalidade e por sua tendência de fugir à norma padrão.

Normas sociais ficam sem sentido quando analisadas por outro ponto. Quando alguém quer pedir um favor, perguntam se a outra pessoa gostaria de fazer algo. Claramente, ninguém gostaria de realizar aquela tarefa, todavia, o fazer é por consideração ao colega ou pela obrigação imposta.

Nesse específico exemplo, levanta-se o questionamento: por que perguntar algo que já se sabe que a resposta que virá será uma mentira? Por que não partir para uma pergunta mais direta, em que a resposta se assemelhe ao que realmente se espera da pessoa?

Antes de prosseguir, é importante lembrar que cada indivíduo no espectro é único e possui suas próprias opiniões e valores, bem como gostos e desgostos.

Importante destacar, que os exemplos mencionados neste livro são apenas coletâneas de posicionamentos comuns que, ao longo do meu convívio tanto com o espectro quanto com outros de seus membros, são evidentemente compartilhados por grande maioria.

Como o autismo é extremamente variado, é impossível expressar todas as críticas e opiniões. Por isso, alguns específicos foram selecionados para a compreensão de como esses posicionamentos atípicos surgem.

É importante, principalmente para os leitores alísticos, a compreensão de que esses ideais não surgem apenas por vingança, pirraça, falta de ou senso de discórdia, mas sim por um genuíno processo crítico, que é baseado em suas experiências trazidas junto ao autismo.

Os padrões sociais visualizam apenas o bem-estar de quem é considerado "normal", de quem se encaixa nos pequenos moldes exigidos. Desse modo, o simples ato de se posicionar a respeito de como essas expectativas são frustrantes e não fazem sentido para quem está no espectro se torna um ato de revolta nos olhos dos neurotípicos.

Outro fator relacionado aos padrões sociais diz respeito ao toque físico, que para muitos autistas é algo extremamente íntimo. Pelas sensibilidades sensoriais,

SOCIALIZAÇÃO **91**

a textura, a umidade, a temperatura do corpo, todos esses fatores influenciam na reação.

Existem pessoas que se tornam a exceção por possuírem grandes vínculos afetivos, por entenderem os limites. No Brasil, é extremamente comum os cumprimentos com abraços e beijos, mesmo entre desconhecidos. Esse é outro exemplo de convenção social questionada entre os membros do TEA. Ainda mais porque se o ato for recusado, é visto com extremo desrespeito.

Aí vem o questionamento: o que dá o direito a alguém de se intitular a poder tocar um completo estranho sem ao menos a sua autorização? Em que ponto a linha é traçada entre violar os direitos individuais e as normas de comportamento?

Outra situação são as datas comemorativas. Elas por si só criam concepção hipócrita na visão neuroatípica, visto que o tratamento que recebemos ao longo do ano inteiro muda drasticamente de um dia para o outro, igualmente as expectativas comportamentais que são esperadas de nós.

Nessa época, é esperado um grau de socialização e felicidade acima do que é no restante do ano. As interações são mais forçadas, beirando a falsidade. Tudo se torna demais. Estando acostumados com o ostracismo que sofrem nos demais dias do ano, é estranho ser falsamente incluído nos planos nas épocas de festa, as quais mostram ainda mais como estão realmente distantes dos outros em seus círculos sociais.

Quando crianças, autistas costumam questionar o porquê de o Papai Noel invadir as casas no meio da noite. Ou como a fada do dente sabe o seu endereço. Ou o porquê de no Natal e no Ano Novo termos de esperar até meia-noite para comemorar com a ceia. Por que é tão relevante o fato de alguém completar uma translação, uma volta ao redor do sol, e como isso se relaciona com balões e bolos?

Entre as dificuldades relacionadas ao processamento emocional, à sobrecarga sensorial e à exclusão social, a utilidade e a relevância desses rituais e dos ideais do imaginário coletivo são colocadas em dúvida.

Dessa maneira, é formado certo cinismo e ceticismo a respeito do funcionamento da sociedade e do seu papel nela. Inclusive, mesmo com o estereótipo de "anjos azuis", outro traço comum aos autistas é o uso de sarcasmo, ou humor ácido, de maneira intencional ou não.

Nesse aspecto, muitas dúvidas podem surgir. Pelo senso comum, autistas não entendem brincadeiras e piadas. O que sim, é verdade em vários momentos, mas não em todos. Autistas tendem ao pensamento lógico, à razão. Mas também são criativos, extremamente capazes de pensar fora da caixa. Sem contar a memória excepcional que muitos possuem. As piadas e os ditados podem ser aprendidos, memorizados. Pessoas no espectro também possuem humor e são capazes de formar piadas, de achar graça nas coisas.

SOCIALIZAÇÃO **93**

O que fez esse estereótipo surgir é a real dificuldade de autistas em compreender conceitos abstratos e absorver plenamente a sua essência. Autistas podem até entender a piada, o problema é que, quando escutadas pela primeira vez, elas não têm sentido algum, muito menos são engraçadas. Seus conteúdos são escassos e sem nexo. Em outros momentos, realmente indivíduos no espectro não entendem as piadas em si por esses mesmos motivos.

Piadas muitas vezes usam o Transtorno do Espectro como alvo. O termo autista é comumente utilizado para designar pessoas consideradas "retardadas" (outro jargão capacitista), leigas ou ingênuas. Na internet, chamam autistas de bichinhos de estimação, burros e desobedientes.

Há "piadas" que dizem que autistas nem conseguem se limpar sozinhos no banheiro. Até mesmo depois do diagnóstico, há quem ainda faça esses comentários perto de mim. É um comportamento tão enraizado em preconceito estrutural que as pessoas o veem como algo comum, sem perceber a sua raiz problemática.

Escavação

Para começar a escavação nessas raízes, é importante definir o significado de Ableísmo ou capacitismo. Capacitismo é o termo que descreve a discriminação e o preconceito direcionados às pessoas com deficiências, seja essa deficiência visual, motora, mental ou auditiva, visto que a definição de deficiência é qualquer perda ou anormalidade relacionada à estrutura ou à função psicológica, fisiológica ou anatômica. Ou seja, esse termo não está apenas relacionado ao espectro autista, mas a todas as deficiências em geral. Como o objetivo deste livro, no entanto, é desmistificar o autismo, é nesse ponto que iremos focar.

Quando você convive com o autismo, você se acostuma ao constante julgamento. Após o diagnóstico, surge novo empasse: contar sobre o seu diagnóstico aos outros ou apenas tentar o seu melhor em mascarar suas tendências neurodivergentes.

No fim, não importa qual caminho seja escolhido, o julgamento ainda virá. O dilema em si é – de que tipo é esse julgamento.

> **A cada quatro autistas, três sofreram *bullying* em algum ponto até atingir a maioridade.**

Se contarmos todos os anos de vida, praticamente todos já foram alvo de preconceito pelo seu jeito particular de agir e sentir.

Antes de as pessoas saberem que alguém é autista, ela já é taxada de esquisita, de estranha. Mesmo se esforçando para agir como os outros esperam, dentro dos padrões de normalidade. A pessoa é julgada por falar demais ou por ficar calada, por não esboçar suas emoções ou expressá-las ao extremo, por agir como mais nova ou mais velha.

Muitos passam grande parte de suas vidas tentando entender o porquê de os outros lhe odiarem tão profundamente apenas por agir como si mesmos, o porquê de nunca se encaixarem em lugar algum, ainda que tentem de tudo para serem aceitos.

Não importa o que você faça, sempre será o alvo de chacotas, de ironia e sempre será o excluído. Apesar das máscaras, há algo na sua essência que te diferencia. Essa pressão começa desde a infância, no balanço e na caixa de areia, e permanece até o ambiente de trabalho, é uma constante.

Essa mentalidade coletiva permanece por tanto tempo que os autistas realmente começam a questionar se existe algo de errado com suas personalidades e interesses, se há algo de errado com eles.

De outro modo, quando a decisão é contar sobre estar dentro do espectro, a reação não é totalmente diferente, pois você continua a ser tratado à margem das relações sociais, você ainda será taxado de incomum, alguém que não se encaixa.

A única coisa que se torna diferente é a falsa simpatia, beirando a condescendência, que te encontra. Uma falsa preocupação egocêntrica, como se todos os autistas fossem casos de caridade ambulantes. Mesmo tratando mal os indivíduos no espectro, como se não tivessem dignidade nem merecessem respeito, certas pessoas acreditam que somente por estarem falando com eles são ativistas e santos, como se estivessem fazendo a maior boa ação do mundo.

Ao descobrirem que você é autista, muitas pessoas, automaticamente começam a te tratar feito alguém desprovido de qualquer conhecimento e senso comum, como se estivessem conversando com uma criancinha malcriada. As pessoas nem mesmo tentam esconder essa mentalidade capacitista.

Fingem conversar com um bebê quando se dirigem diretamente a você, com fala lenta e palavras no diminutivo, mas sempre escapam risos e olhares entre amigos quando assim o fazem. Entretanto, a partir do momento que a "conversa" acaba, passam a fazer gracejos e a falar mal de você, mesmo na sua frente.

Por algum motivo, ou simplesmente por pura indiferença, pensam que a partir do momento que sua atenção diverge do autista, ela para de escutar ou prestar atenção em suas ações. Acreditam que autismo significa ser surdo e cego, que os autistas não escutam, não enxergam os cochichos, as piadas, as risadas e os comentários maldosos.

Outras pessoas, digo a grande maioria, principalmente a parcela mais jovem, aumentam mais ainda as chacotas quando descobrem que o seu alvo possui autismo. Começam a ver sua presa de modo mais frágil e mais próxima de quebrar. O tratamento muda, mas para pior.

A pouca humanidade que o portador do espectro ainda tinha na visão dos agressores é arrancada bruscamente. Também surgem apostas, ou melhor, as apostas aumentam. Para certos alísticos, é extremamente engraçado conseguir um "autista de estimação."

Na falsa inclusão, as pessoas se comportam de acordo com suas conveniências. Dão migalhas e agem como se isso as tornassem beatas. Na verdadeira inclusão, as reais necessidades do espectro. Nela, não tentam mudar a personalidade dos autistas, antes aceitam sua natureza e ajudam a se acomodar.

Por exemplo, em vez de julgá-los por escolher não ir a festas barulhentas, fazer em outros dias planos mais calmos, que possam incluir a todos. Nesse aspecto é que elas se diferenciam.

Mas, voltando ao dilema de contar ou não sobre estar no espectro, esse, sem importar em qual viés for analisado, é o problema. Queremos ser tratados como seres humanos que somos, com qualidades e defeitos, do jeito que qualquer um é tratado, não como uma aposta, um anjo, um rejeitado, um caso perdido ou um caso de caridade.

A partir do momento que você divulga que está dentro do espectro autista, aos olhos da sociedade nós sempre seremos a síndrome, jamais o ser humano, nunca a pessoa com sonhos, medos, gostos, desafios. É um rótulo quase impossível de ser superado.

Mas ao mesmo tempo, a melhor solução é realmente contar a respeito de seu diagnóstico. Se vão te julgar de qualquer modo, é melhor que seja por ser quem você realmente é. O autismo não é algo que deve ser vergonhoso, deve ser algo que dê orgulho. Por mais que nos olhos dos alísticos isso te torne inferior, lidar com as suas batalhas contra o mundo, ainda que ele esteja completamente contra você, é um ato de bravura. A força vai além da capacidade física ou do modo em que alguém se apresenta.

> **Os autistas lutam todos os dias contra os estímulos, uma parte inevitável da vida, as dificuldades em processar as emoções, o julgamento (tanto externo quanto interno), o ostracismo social, o *bullying*.**

Isso representa a verdadeira força, determinação e resiliência, e, essas pequenas grandes batalhas devem ser celebradas. No dia a dia, são as pequenas vitórias que contam.

Hoje, ainda que os sérios problemas de inclusão persistam, a Constituição Federal já garante certos direitos a autistas, além de reconhecer oficialmente a condição como uma deficiência.

Em contrapartida, diversos setores da sociedade acreditam que autistas são privilegiados por isso é que fingem, como se fosse uma muleta, seja por atenção ou por moda, para evitar as adversidades.

Não percebem que os "privilégios" são apenas acomodações necessárias para os autistas conseguirem funcionar no dia a dia. E, apesar dessas pequenas ajudas, que no fundo ainda não fazem a diferença que deveriam fazer, as batalhas continuam.

Em eventos sociais ou rodas de conversa, autistas tendem a buscar por uma âncora, a pessoa mais empática do grupo, a que atue no papel de protetor. Elas nem sempre existem, mas são excelentes facilitadores. Em ambientes onde a socialização não chega nem a ser uma escolha, pessoas no espectro encontram alguém que passe certa segurança, normalmente são os mais velhos do grupo, aqueles com ares de responsáveis e acolhedores, na maioria das vezes sendo um conhecido mais próximo, pois assim, ao se sentirem isolados ou estressados, podem voltar sua plena atenção a essas pessoas.

Alguns optam por permanecerem calados durante bate-papos, mas não completamente por vontade, mas sim por medo de serem julgados. Esse é um dos comportamentos típicos de ansiedade social, condição comumente associada ao espectro. A ansiedade social refere-se a um desconforto persistente ou medo em situações sociais, e sua interseção com o autismo pode intensificar os desafios de interação social já presentes.

Indivíduos autistas, frequentemente, experimentam dificuldades na leitura de sinais sociais, na compreensão de nuances emocionais e na adoção de comportamentos socialmente aceitos. Esses impedimentos podem contribuir para o desenvolvimento de ansiedade social, à medida que a pessoa se depara com o receio de ser mal compreendida ou de não se adequar às expectativas sociais convencionais.

A rigidez de pensamento e a preferência por rotinas comuns no autismo podem agravar a ansiedade social, uma vez que desvios dessas rotinas podem ser percebidos como ameaçadores ou desconfortáveis. A necessidade de prever e controlar eventos sociais pode aumentar a ansiedade em situações sociais imprevisíveis.

Essa pressão leva os autistas a mascararem sua verdadeira essência nessas situações coletivas, pelo meio de uma estratégia chamada camuflagem social, utilizada para tentarem se integrar ao que é socialmente esperado.

CAPÍTULO 5

Mascarando

Existe um padrão de normalidade criado pelo imaginário social. Nesse ideal, são estipuladas certas normas, regras de conduta não escritas, mas que são exigidas de todos. As expectativas sociais de comportamento desempenham um papel significativo na maneira como as pessoas interagem e se relacionam em sociedade. Elas cumprem uma função relevante na interação humana, moldando as normas e padrões que governam o convívio em sociedade.

No entanto, é importante reconhecer que essas expectativas nem sempre são inclusivas e podem excluir certos grupos, incluindo os autistas. O espectro do autismo abrange uma variedade de experiências e características, e as expectativas sociais muitas vezes não levam em consideração essa diversidade.

A sociedade frequentemente estabelece normas específicas para o comportamento social, como manter contato visual constante, entender sutilezas sociais e comunicar-se de maneira não verbal. Essas expectativas podem ser particularmente desafiadoras para indivíduos no espectro do autismo, que podem enfrentar dificuldades na interpretação de pistas sociais convencionais e na adaptação aos padrões comunicativos típicos.

As expectativas em relação ao contato social podem ser particularmente desafiadoras para os autistas. A necessidade de espaços quietos e a sensibilidade sensorial podem tornar eventos sociais intensos e exaustivos. A pressão para participar ativamente de conversas e interações sociais pode ser esmagadora, levando à sensação de isolamento e exclusão.

A educação e o ambiente de trabalho também refletem essas expectativas sociais, muitas vezes desconsiderando as necessidades específicas dos autistas. Sistemas educacionais que valorizam a interação social intensa e a flexibilidade constante podem criar barreiras significativas para os autistas, dificultando o acesso ao aprendizado e ao desenvolvimento de habilidades.

O modo de agir, de sentir, as expressões faciais... cada pequeno detalhe somado forma uma grande diferença no modo de agir dos autistas e dos alísticos. A pressão para se conformar a essas expectativas pode levar os autistas a se sentirem excluídos e incompreendidos. Essa sensação os faz sentir como se não fizessem realmente parte do mundo, como se todos encaixassem e merecessem estar ali, menos você.

Atividades sociais consideradas normais para a maioria podem ser esmagadoras para alguns indivíduos autistas devido a estímulos sensoriais intensificados, dificuldades na interação social ou necessidade de rotinas estruturadas.

Podem aprender qual assunto falar e que respostas cada um quer ouvir. Podem suprimir *stimming* e demonstrar sua animação. Podem aprender a mascarar qualquer que seja sua característica neurotípica, mas sempre com um preço, a perda de sua própria identidade. Esse processo de imitação visa atenuar as diferenças percebidas e facilitar a interação social.

Masking

O *masking*, ou a camuflagem social, refere-se aos esforços conscientes ou inconscientes que alguns indivíduos no espectro autista fazem para se adaptar a essas normas sociais convencionais, mascarando suas características autísticas em praticamente todos os contextos sociais. As máscaras sociais, em autistas, podem se manifestar de diversas formas, variando de acordo com a personalidade, o contexto social, nível de conscientização do indivíduo e até sua própria disposição.

Ela envolve imitação de comportamentos sociais: imitação de expressões faciais, linguagem corporal e gestos os quais são considerados socialmente aceitáveis, ainda que não sejam naturais para pessoas no espectro. Também se relaciona com a mimese comportamental, que basicamente é definida pela repetição de frases e ações que foram observadas a respeito dos neurotípicos ao seu redor.

É uma espécie de espelho. Quando se relacionando com alguém, a solução para não ser humilhado ou degradado é se comportar feito um gêmeo do outro interlocutor repetindo os seus interesses, opiniões e maneirismos. A mimese, ou mímica, pode ser, de forma resumida, explicada por três pilares.

O primeiro é o monitoramento constante do comportamento dos que estão no ambiente juntamente com o autista. A observação constante do comportamento dos outros ao redor é necessária para ajustar a própria conduta e evitar desvios que podem ser considerados atípicos.

O segundo é a máscara de expressões emocionais. Ela pode pender para os dois lados. Em um lado, a expressão é abrandada para não parecer falsa, exagerada ou infantil. No outro, elas precisam ser amplificadas, para fugir da típica expressão de apatia. Entretanto, em ambos os casos, há bastante esforço para exibir expressões faciais que correspondam às emoções convencionais, mesmo quando as emoções internas possam não ser refletidas na expressão facial ou na linguagem corporal.

Dentro desse aspecto em específico, ainda se enquadra o mimetismo emocional, ou seja, imitar reações emocionais adequadas em determinadas situações, por mais que o indivíduo não sinta tais emoções de forma natural. Isso pode incluir expressar alegria, tristeza ou empatia conforme esperado, reações que, durante o convívio social, nem sempre vêm naturalmente.

Por último, mas não menos importante, o terceiro pilar é a adaptação do estilo de comunicação. Mesmo que gírias e maneirismos ou até variantes populares ou informais da língua portuguesa não saiam naturalmente do vocabulário dos que estão no espectro, para se adequarem a certas situações sociais e se misturarem, usar esses artífices se torna imprescindível.

Juntamente, a camuflagem social evita certos assuntos. Um deles é o autismo em si. Para evitar ostracismo e segregação, pessoas no espectro geralmente evitam comentar sobre o autismo, preparados para os estigmas e estereótipos relacionados com a condição. Seus hiperfocos são outros tópicos a serem evitados. Ao se referir aos seus superinteresses, costumam se deparar com desgosto e indiferença.

As pessoas não se importam com informações superespecíficas a respeito de assuntos considerados aleatórios, antes elas se irritam com os longos monólogos. Desse modo, os autistas aprendem a evitá-las, embora tenham muita vontade de compartilhar suas alegrias acerca dos hiperfocos.

Logo, evitar discutir tópicos que possam ser considerados socialmente inapropriados ou excessivamente detalhados, ainda que sejam áreas de grande conhecimento ou interesse do indivíduo autista, torna-se uma prioridade.

Modificações do timbre vocal para se alinhar mais com as expectativas sociais, mesmo que a variação natural do tom seja limitada para o indivíduo. Esforço "extra" em manter contato visual, conscientemente, apesar de ser em certos momentos extremamente desconfortável. Esses são dois outros exemplos de como indivíduos autistas se comportam feito camaleões.

Considerando-se o *masking* em si, uma forma que muitos autistas encontram de aprender os comportamentos sociais adequados é por meio do mundo da imaginação. Imaginar, conversar e atuar em cenários específicos, principalmente na frente do espelho, ajuda no treino para o dia a dia. Séries, livros e filmes também são um ótimo instrumento. Procurar o personagem com quem você mais se identifica, mas que aja de maneira mais semelhante ao comportamento neurotípico e se inspirar nele é uma maneira eficaz de se copiar de modo a fazer a camuflagem social.

A camuflagem social pode se tornar uma ferramenta de adaptação significativa, permitindo que os autistas naveguem em ambientes sociais de forma mais fluida.

No entanto, esse esforço constante para se encaixar pode ter custos emocionais e psicológicos. É importante notar que a camuflagem social não é uniforme e pode variar amplamente entre os autistas e, enquanto a camuflagem pode ser uma estratégia eficaz em alguns casos, tem, por vezes, implicações significativas para o bem-estar emocional e mental em longo prazo.

A pressão de manter uma fachada social pode causar altos níveis de estresse, ansiedade e exaustão mental. Inclusive, é com a camuflagem social que se esconde esses elevados índices negativos. Ou melhor, tentar esconder sinais de ansiedade social, como inquietação ou desconforto, para evitar ser percebido como diferente ou fora do lugar.

A camuflagem social, embora ajude a se encaixar nos grupos, esconde as reais necessidades e desafios do indivíduo autista, dificultando a compreensão e o apoio adequado por parte dos outros. Essa "máscara social" frequentemente significa que as lutas internas e a fadiga associadas à camuflagem social podem passar despercebidas, resultando em um isolamento emocional.

Em outras palavras, a prática de adotar máscaras sociais, apesar de ser uma estratégia de adaptação valiosa, pode acarretar malefícios significativos para indivíduos autistas. Tais máscaras, ou camuflagem social, representam esforço constante para se conformar às normas sociais convencionais, mas o custo emocional e psicológico associado a essa prática é digno de reflexão. E é isso que iremos abordar, quais as comorbidades de manter uma falsa identidade para se encaixar.

Comorbidades

Primeiramente, como já comentado, *masking* causa exaustão mental e emocional. A manutenção de uma fachada social, especialmente aquela exageradamente diferente de sua verdadeira identidade, requer esforço considerável, levando com frequência à fadiga tanto dos pensamentos quantos das emoções.

Ao longo do tempo, essa tensão só aumenta. A constante vigilância sobre comportamentos, expressões e reações leva a sérios desgastes. Todos têm um ponto de ruptura e esse comportamento acelera ainda mais o processo. A camuflagem social está associada a níveis mais elevados de ansiedade e estresse. O acúmulo de tais fatores pode contribuir para questões de saúde mental, como ansiedade generalizada, depressão, esgotamento emocional e *burnout*.

Manter esse "disfarce" por muito tempo não traz apenas problemas à saúde mental, igualmente gera crise de distorção de identidade. *Masking* quase sempre implica a supressão de traços de personalidade característicos do espectro autista.

Ao ser socialmente obrigada a suprimir suas características autênticas, a pessoa começa a se perceber como alguém diferente do que realmente é, um aspecto que causa conflitos internos de identidade e forte sensação de desconexão consigo mesmo.

> **É como encarar sua própria imagem no espelho, sem conseguir se reconhecer. É como se existisse alguma peça do quebra-cabeça faltando.**

Ao mesmo tempo que deseja se expressar como realmente é, sente medo e insegurança diante do julgamento que sabe que com certeza virá, de um jeito ou de outro. Com o tempo, a sensação se torna tão familiar quanto respirar, dominando o seu corpo.

Outra consequência é o isolamento emocional. Parte da camuflagem social tem a função de encobrir suas verdadeiras emoções, tanto as reduzindo quanto as aumentando, moldando-as para encaixar aos padrões característicos e apropriados a cada uma delas. Além de que a necessidade de esconder características autísticas para se integrar socialmente pode resultar na dissociação dos sentimentos com o exterior.

O indivíduo pode sentir que seus verdadeiros sentimentos e experiências não são compreendidos ou aceitos, e toda essa invalidação, por vezes, ocasiona um grande senso de solidão.

Ainda, há a supressão do autenticismo. A pressão social leva os autistas a camuflarem maneirismos, ocultando seus verdadeiros interesses e suas paixões. Como consequência nefasta, essa supressão pode limitar o desenvolvimento social e restringir a expressão criativa.

Juntamente, manter uma máscara social pode ainda dificultar o estabelecimento de relações autênticas e significativas, causando prejuízos nas relações interpessoais.

Os autistas podem temer ser rejeitados caso revelem sua verdadeira natureza, sua identidade interior, pela grande opressão que sofrem pelos seus traços neurodivergentes.

Fato esse que resulta em relacionamentos superficiais, além de gerar desafios de conexões genuínas. Por fim, mascarar o seu verdadeiro "Eu" pode trazer inúmeros danos à saúde física. O estresse crônico associado à camuflagem social pode ter implicações no bem-estar geral do corpo, contribuindo para problemas tais quais insônia, distúrbios alimentares, desregulação hormonal, dentre outros impactos negativos.

Essa máscara tem suas vantagens sociais e dificuldades impostas para a saúde física, mental e emocional de quem é obrigado a mantê-las. Contudo, quanto mais tempo ela é mantida, mais fácil é de quebrá-la.

É difícil fingir ser quem você não é apenas para seguir os padrões que a sociedade considera dentro da normalidade. Também, ao decorrer dos dias, meses e até anos, a dificuldade em se conectar com sua verdadeira identidade aumenta. Ao passar tanto tempo fingindo ser uma pessoa que você não é, surge certa crise de identidade, ou em outras palavras, ocorre o desenvolvimento da síndrome do impostor.

Síndrome do Impostor

Caracterizada por sentimentos intensos de inadequação e constante preocupação em ser "descoberto" como fraudulento, pode ser uma realidade desafiadora para muitas pessoas no espectro autista que praticam a camuflagem social. A pressão para se encaixar socialmente e mascarar características autísticas pode contribuir significativamente para o desenvolvimento dessa síndrome, intensificando a luta interna dos indivíduos em relação à sua autenticidade.

Entendida como uma estratégia muitas vezes adotada para se adaptar às normas sociais convencionais, a camuflagem social pode levar os autistas a acreditar que estão apenas desempenhando um papel, em vez de serem aceitos por quem verdadeiramente são. Essa desconexão entre a representação externa e a identidade interna pode ocasionar sentimentos de engano e a sensação de viver uma vida que não é autenticamente deles.

Os indivíduos no espectro autista que praticam a camuflagem social com frequência investem uma quantidade significativa de energia para manter essa fachada. Esse esforço constante, como dito, pode levar à exaustão emocional, ao estresse e à ansiedade, contribuindo para a sensação de ser um impostor. A preocupação de serem percebidos como "diferentes" ou de não atenderem às expectativas sociais pode ser avassaladora.

A falta de compreensão e aceitação por parte da sociedade em relação à neurodiversidade pode intensificar esses sentimentos. A falta de reconhecimento dos desafios enfrentados pelos autistas na camuflagem social pode perpetuar a ideia de que eles estão enganando os outros, quando, na realidade, estão apenas se esforçando para se adaptar a um ambiente social que muitas vezes não compreende suas necessidades e peculiaridades.

A síndrome do impostor, após o diagnóstico de autismo, é um fenômeno emocional complexo que pode surgir quando indivíduos recentemente diagnosticados enfrentam a difícil tarefa de reconciliar suas identidades com as expectativas sociais e percepções pré-existentes sobre o autismo.

O diagnóstico de autismo regularmente desencadeia um misto de emoções, incluindo alívio pela compreensão das características únicas, mas também pode desencadear uma profunda reflexão acerca de como essas características se encaixam nas normas sociais convencionais.

A síndrome do impostor, nesse contexto, pode surgir quando os autistas se sentem inadequados ou fraudulentos, questionando se merecem verdadeiramente o diagnóstico ou se estão simplesmente exagerando seus desafios.

Ao longo de suas vidas, muitos autistas aprenderam a mascarar suas características naturais para se adequar socialmente. Nesse sentido, o diagnóstico pode ser tanto libertador quanto desestabilizador, visto que confronta a necessidade de se alinhar à "máscara social" criada ao longo dos anos.

A pressão para se enquadrar nas expectativas sociais pode também levar à autocrítica, a dúvidas sobre a validade do diagnóstico e à constante busca por validação externa. A ideia internalizada de que ser autista é algo a ser escondido ou superado pode resultar em sentimentos de inadequação.

A importância do laudo

Sem o conhecimento do diagnóstico de TEA, a pessoa desenvolve forte senso de não pertencimento, como se houvesse algo de errado com ela. Observando seus companheiros, todos parecem encontrar o seu lugar, menos ela. Mesmo se esforçando para se enquadrar nos moldes sociais, ainda há a sensação de vazio que consome o interior dos autistas. A máscara pode disfarçar externamente, no interior, entretanto, o turbilhão de emoções e sentidos toma conta.

É como ter duas pessoas vivendo simultaneamente em um mesmo corpo. Existe a sua verdadeira personalidade, mas que está atrelada aos típicos traços do espectro autista. Sozinhos, podem mostrar seus hiperfocos, gostos, interesses e expressar suas emoções como realmente são.

Em contrapartida, existe a forma em que se é obrigado a se apresentar ao mundo, inibindo esses atípicos traços de personalidade. Nessa, há uma vigilância constante em apenas mostrar traços em mímica ao comportamento neurotípico.

Ao receber o diagnóstico, tudo muda. Em uma vertente, você começa a aceitar sua verdadeira natureza, percebendo que não é uma aberração, que existem outras pessoas com experiências e desafios semelhantes.

114 Labirinto Oculto

Um passo lógico após escutar essa grande notícia é começar a pesquisar para obter mais informações sobre o espectro, com a expectativa de aumentar o seu autoconhecimento.

Contudo, um dos grandes problemas das informações que circulam em livros, artigos e palestras a respeito do espectro autista é que são quase plenamente ministradas por alísticos, neurotípicos que apenas estudaram sobre, mas nunca experienciaram de fato a condição, que nunca vivenciaram seus desafios e suas alegrias.

Suas colocações não são o problema, o empasse é que são extremamente raros os momentos em que a análise do autismo é realmente apresentada pelos autistas. Quando, nas raras vezes em que os autistas se posicionam acerca de suas experiências e opiniões, podem ser calados, ou, em outros casos, são ignorados, tendo suas falas invalidadas.

Assim, ao iniciar a pesquisa sobre a condição a qual você foi diagnosticado, certo impasse interior passa a surgir. Certas coisas que você sente e vivenciou começam a fazer extremo sentido, e pela primeira vez na vida você apura que durante todo esse tempo você não era louco, ou muito menos estava inventando tudo da sua cabeça.

Outros aspectos, no entanto, são negligenciados e pouco discutidos. Com todo esse cenário em mente, é normal que muitos autistas experimentem uma crise de identidade ao receberem o laudo médico e a se dar conta de que, mesmo dentro do espectro, não se encaixam em todos os estereótipos.

A pressão, então, toma as rédeas, e as pessoas começam a questionar se realmente são autistas, se sentindo fraudes, impostores. Os autistas, então, podem passar a pensar que estão fingindo ou aumentando os sintomas, pois na maioria dos casos, após receberem o diagnóstico, escutam que estão "agindo mais como autistas." Entretanto, o que as pessoas não entendem é que isso é o início do processamento do laudo. Ninguém "age mais como autista", as pessoas apenas descobrem que não precisam ficar mascarando o dia todo.

A partir daí, elas se tornam mais confiantes em seus próprios corpos, constatando que não são anormais, apenas neurodivergentes. Esse é um passo fundamental na jornada de recuperação e autoaceitação.

Correlacionado igualmente com o processo de camuflagem social está o estresse e a agressividade.

Como já destacado, é extremamente cansativo manter a mimese e a máscara social por longo período, levando ao indivíduo a procurar maneiras de reduzir essa alta carga emocional. Podendo parecer como solução imediata utilizar-se de comportamentos autodestrutivos.

Como vimos, mesmo que não ideal nem recomendada, existem momentos em que a automutilação pode parecer a única forma de aliviar essa forte sobrecarga. A dor física se torna mais imediatista, sendo mais tangível e palpável do que a emocional e psicológica, tornando-se mais fácil de aliviar.

Com isso, em alguns casos, os desafios associados ao autismo podem resultar em situações de alta ansiedade e estresse, levando a comportamentos de automutilação como uma forma de lidar com essas emoções avassaladoras.

O autismo é uma condição neurodesenvolvimental caracterizada por diferenças significativas no processamento sensorial, nas interações sociais e no comportamento.

A automutilação no contexto do autismo pode se manifestar de várias maneiras, incluindo bater a cabeça, arranhar a pele, morder-se ou envolver-se em comportamentos repetitivos que possam causar dano físico.

É importante reconhecer que esses comportamentos não são uma característica inerente ao autismo, mas muitas vezes indicativos de desafios emocionais e de comunicação que a pessoa pode enfrentar.

O estresse associado ao autismo pode se originar de diversas fontes, como dificuldades na comunicação, sensibilidade sensorial intensificada, mudanças na rotina ou interações sociais desafiadoras. Para alguns autistas, a automutilação pode ser uma resposta a esses estressores, uma tentativa de expressar desconforto ou uma estratégia de enfrentamento para aliviar a ansiedade. A compreensão e apoio são cruciais ao abordar a automutilação em indivíduos autistas.

> **Profissionais de saúde, familiares e cuidadores devem colaborar para identificar as causas subjacentes do estresse e desenvolver estratégias personalizadas para lidar com as demandas específicas do indivíduo.**

Intervenções terapêuticas: terapia ocupacional, terapia comportamental e apoio psicológico podem desempenhar papéis importantes no manejo desses comportamentos desafiadores.

É imperativo lembrar que cada portador do espectro autista é único, e o tratamento deve ser adaptado às suas características individuais. Reduzir os estressores, proporcionar ambientes sensoriais amigáveis, implementar rotinas consistentes e ensinar estratégias de comunicação alternativas são passos fundamentais para apoiar a saúde mental e emocional de indivíduos autistas que podem recorrer à automutilação como forma de enfrentamento.

Stimming

Uma maneira de direcionar essa necessidade de usar o seu corpo para algo produtivo é a normalização de *stimming*, que não é apenas uma forma de autorregulação, mas um meio de ajudar a redirecionar as emoções para um caminho equilibrado, auxiliar no foco e na concentração, proporcionar conforto e segurança, além de contribuir para a expressão pessoal e para a comunicação. Ademais, traz alegria e estímulos, sendo uma incrível forma de diversão e distração para muitos no espectro.

O *stimming*, uma abreviação de *self-stimulatory behavior* (comportamento de autoestimulação), é um fenômeno observado em muitos no espectro autista, embora não seja exclusivo desse grupo. Trata-se de comportamentos repetitivos, muitas vezes de caráter motor, sensorial ou verbal, utilizados como forma de autorregulação emocional e sensorial.

É uma prática diversa e única, variando de pessoa para pessoa no espectro autista. Esses comportamentos repetitivos podem ser observados em diferentes modos e expressões, cada um atendendo a necessidades específicas de autorregulação sensorial e emocional.

É importante compreender que esses exemplos de *stimming* são apenas uma pequena amostra da diversidade de comportamentos observados no espectro autista. Cada um pode desenvolver suas próprias formas de autorregulação, e a aceitação e compreensão dessas práticas são fundamentais para criar ambientes inclusivos e respeitosos. No entanto, há algumas formas de *stimming* que são mais populares, e é sobre elas que iremos abordar.

O *stimming* pode ser por meio do movimento das mãos. Dentre os movimentos corporais, os mais comuns são os estalos dos dedos ou das mãos. Balançar, bater, torcer, girar ou flexionar as mãos são formas comuns de *stimming*.

Podem ser maneiras eficazes de liberar energia ou aliviar a tensão acumulada. O balanço do corpo pode também ser um meio de expressão. O balanço do corpo para frente e para trás, de um lado para o outro é uma forma de estimulação que muitos autistas consideram reconfortante. Esse movimento repetitivo pode ajudar na autorregulação emocional.

Produzir estalos em membros do corpo, como um alongamento, pode ser uma forma de *stimming* tátil e auditivo que proporciona conforto e foco para alguns no espectro. Em conjunto, outro meio de estimulação é morder ou mastigar. Morder objetos, como lápis ou pulseiras de borracha, consiste em uma forma de estimulação oral que pode ser uma resposta ao estresse ou uma maneira de aliviar a necessidade de usar os dentes. Inclusive, mordedores são grandes aliados nesse caso.

A repetição de palavras ou sons é outra forma de *stimming*. Ou seja, a repetição verbal, seja de palavras específicas, frases ou sons, é um recurso empregado para aliviar a tensão. Pode servir de forma de comunicação consigo mesmo e de expressão de emoções. Muitas vezes, o que é repetido são mantras ou letras de músicas, frases com sentido e significado, que representem algo para quem as enunciam.

A observação consiste em outro meio de *stimming*. Fixar o olhar em objetos que se movem, como pêndulos ou luzes intermitentes, é uma forma de estimulação visual que pode ser reconfortante e ajudar na

120   Labirinto Oculto

concentração. Observar objetos estáticos interessantes, com algo que os destaque, seja a textura, seja o formato, a cor ou o brilho, é outra forma de autoestimulação.

Batidas ou *taps* rítmicos podem ser formas de expressar essa necessidade. Bater palmas, tocar ritmos em superfícies ou mesmo criar batidas com os pés são meios de *stimming* que oferecem uma saída para a necessidade de movimento e ritmo. Por fim, outra forma prevalente de *stimming*, como já mencionado no parágrafo anterior, é por meio da exploração de texturas. Sentir diferentes texturas, como esfregar as mãos em tecidos variados, compreende uma forma de estimulação tátil que pode levar ao conforto e tranquilidade.

> **Stimming é como formar uma pequena bolha que funcione igual a seu lugar feliz, um círculo de paz particular.**

É como controlar, finalmente, um tornado ou um tsunami prestes a devastar uma cidade, mas que vai, aos poucos, se acalmando através de uma força contrária.

Outra forma de *stimming* a ser mencionada é o *Fidget Toy*.

Fidget Toys

Brinquedos antiestresse, são pequenos dispositivos projetados para proporcionar uma forma tangível de alívio do estresse e ajudar na concentração. Esses objetos, muitas vezes compactos e portáteis, tornaram-se populares não apenas como ferramentas de relaxamento, mas como recursos valiosos àqueles que buscam manter atenção e autorregulação em diversos contextos.

Caracterizados por uma variedade de formas, texturas e funções, os *Fidget Toys* são criados com a ideia de proporcionar uma saída física para a energia nervosa ou ansiosa.

Eles são frequentemente utilizados como estratégias de autorregulação, especialmente por indivíduos no espectro autista. Exemplos de *Fidget Toys* são:

- bolas antiestresse (pequenas bolas macias preenchidas com gel ou areia, projetadas para serem apertadas e manipuladas);
- cubos de foco (cubos compactos de diferentes superfícies e funcionalidades em cada face, propiciando variedade de estímulos motores, táteis e visuais);
- *spinners* ou como também são conhecidos, *Fidget spinners* (dispositivos giratórios com hélices, que podem ser sustentados entre os dedos para serem rotacionados);
- cadeias de contas (pequenas correntes de contas ou elos que podem ser torcidos, enrolados ou movidos de diversas maneiras);

- massinhas terapêuticas (massas maleáveis que oferecem experiência tátil e relaxante, permitindo amassar, moldar e manipular);
- *tangles* (cadeia de peças conectadas, flexíveis e giratórias, que pode ser manipulada de diferentes formas);
- tapetes de texturas (superfícies de texturas variadas que trazem experiência tátil ao toque, ideal para foco e estimulação).

Como se trata de instrumentos criativos de estimulação, nada melhor do que os explicar em consonância com sua essência, pois somente assim é possível compreendê-los. No vibrante universo do autismo, em que cada traço é uma constelação única de experiências, os *Fidget Toy* assumem o papel de astros cintilantes, oferecendo uma órbita reconfortante àqueles que procuram equilíbrio nas complexidades sensoriais. Esses pequenos artefatos não são apenas objetos hápticos[5], são amuletos de calma, aliados brilhantes na jornada da autorregulação.

Imaginem um espaço onde cores dançam em formas geométricas, onde texturas desencadeiam sinfonias táteis e onde a busca pela serenidade se desenrola em um ballet de movimentos suaves. Os *Fidget Toys*, com suas texturas variadas e engenhosas formas, tornam-se constelações em um céu particular, guiando as mãos inquietas para uma dança tranquila e expressiva.

---

5 Que se refere ao tato.

Em um mundo muitas vezes repleto de estímulos desafiadores, esses pequenos dispositivos tornam-se ferramentas mágicas, oferecendo uma válvula de escape para a sobrecarga sensorial. Uma bola antiestresse pode se transformar em cometa tranquilizador, girando nos dedos feito uma dança cósmica. Cubos de foco podem virar planetas giratórios, cada lado um porto seguro para a mente em busca de estabilidade.

A relação entre *Fidget Toys* e o autismo é uma história de harmonia entre necessidade e solução. Como estrelas-guias que pontilham o céu noturno, esses objetos têm o poder de transformar a ansiedade em calma, a agitação em serenidade, visto que oferecem uma linguagem tátil, uma forma de comunicação silenciosa entre as mãos e o cérebro, traduzindo a complexidade sensorial em padrões reconhecíveis e tranquilizadores.

Acrescentamos, que tal qual um telescópio revela a beleza oculta do cosmos, os *Fidget Toys* desvendam as maravilhas da autorregulação. Eles não são apenas brinquedos, mas faróis de autenticidade a guiar os autistas em sua busca por conforto e equilíbrio.

Esses pequenos instrumentos, simples em sua essência, são elementos a transformar a ansiedade em estrelas serenas no vasto céu da experiência autista. Portanto, deixemos que esses dispositivos iluminem os caminhos, inspirando uma melodia de tranquilidade na sinfonia da neurodiversidade.

> Os autistas podem temer ser rejeitados caso revelem sua verdadeira natureza, sua identidade interior, pela grande opressão que sofrem pelos seus traços neurodivergentes.
>
> - Rafaela Jacob

CAPÍTULO 6

Vivendo com autismo

Viver com autismo é embarcar em uma jornada única, em que cada dia é um capítulo, colorido por nuances sensoriais e experiências tão variadas quanto as estrelas no céu noturno. É transitar por um mundo que, por vezes, parece ser sintonizado em uma frequência diferente, desafiando a norma e desenhando linhas próprias na paleta da neurodiversidade.

Cada momento, para quem vive com autismo, é um mergulho nas complexidades sensoriais do cotidiano. Sons podem ser sinfonias caóticas ou melodias hipnotizantes; luzes podem ser faróis ofuscantes ou matizes suaves a acariciar a visão. Tocar, cheirar e provar o mundo torna-se uma experiência intensa, cuja sensação é uma obra de arte a ser explorada e compreendida.

Navegar pelas águas sociais pode ser como um intrincado quebra-cabeça, onde as regras muitas vezes parecem ocultas. A comunicação pode ser um desafio, com palavras nem sempre sendo as melhores âncoras para expressar as emoções intrincadas que habitam a mente autista. No entanto, a criatividade floresce em formas incomparáveis de se conectar e compartilhar, com frequência transcendendo as barreiras da linguagem convencional.

Viver com autismo é ser um arquiteto da própria realidade, construindo pontes entre as ilhas sensoriais e sociais que habitam esse universo particular. É descobrir beleza singular na repetição, paz na ordem e riqueza na atenção aos detalhes que repetidamente passam despercebidos aos olhares apressados.

A empatia, às vezes, é transmitida por gestos sutis, olhares atentos e compreensão profunda das necessidades e ritmos individuais. A conexão com outros autistas cria sinergia ímpar, um espaço em que as experiências compartilhadas formam um vínculo que vai além das palavras.

> **Viver com autismo é desafiar estigmas, quebrar barreiras e provar, dia após dia, que a neurodiversidade é uma tapeçaria valiosa que enriquece o tecido social.**

É ser um agente de mudança, um educador natural a iluminar o caminho para uma sociedade mais inclusiva e compreensiva. Um protagonista de uma narrativa cheia de desafios, conquistas e, acima de tudo, de expectativas. É celebrar as vitórias cotidianas, pequenas ou grandes, e descobrir valor intrínseco em cada traço que compõe o mosaico único do espectro autista.

É viver com a consciência de que a jornada autista é multifacetada, abraçando a diversidade de personalidades, habilidades e desafios que cada indivíduo traz consigo. É reconhecer que a compreensão e a aceitação da neurodiversidade são fundamentais para a construção de uma sociedade verdadeiramente inclusiva, na qual as diferenças são celebradas e respeitadas.

A resiliência é uma constante na vida de quem vive com autismo. Enfrentar a incompreensão, superar obstáculos e persistir na busca por oportunidades e igualdade são aspectos intrínsecos a essa jornada. No entanto, é também descobrir forças internas e talentos extraordinários que muitas vezes florescem em um solo único e fértil.

A família e o círculo de apoio desempenham papéis cruciais nessa narrativa. É através do entendimento, paciência e amor dessas redes de suporte que muitos indivíduos autistas encontram o esteio necessário para alcançar seus potenciais e enfrentar os desafios do dia a dia.

Ser portador de autismo significa desbravar um território repleto de descobertas, em que o crescimento pessoal é quase sempre marcado por conquistas a transcender as expectativas convencionais. É desvendar talentos, paixões e perspectivas singulares que contribuem para o aprimoramento da experiência humana.

À medida que o entendimento sobre o autismo se expande e a sociedade se torna mais consciente da diversidade de mentes, o viver com autismo se transforma em oportunidade de construção de pontes de compreensão e promoção de mudanças significativas. É uma jornada que desafia preconceitos, estimula a empatia e redefine o conceito de normalidade.

Desse modo, viver com autismo é mais do que uma condição; é uma expressão vívida de singularidade, uma ode à diversidade e um lembrete constante de que cada voz e cada história autista contribuem para enriquecer o grande coro da experiência humana.

Viver no espectro autista nem sempre é fácil. Entre a sobrecarga sensorial e emocional, os desafios de socialização, a divergência de interesses e comportamentos em relação aos neurotípicos, a camuflagem social, existem outras adversidades a serem superadas. Ações aparentemente simples e naturais para todos são, em sua maioria, imensos enigmas para autistas. Em contrapartida, viver com autismo pode trazer inúmeras vantagens.

Viver com autismo proporciona uma visão de mundo diferente, complexa e intrigante, o que fortalece os valores dos indivíduos e oportuniza momentos de alegria tão genuínos. A curiosidade se torna pura, os sentimentos em sua mais autêntica forma, sem filtros ou barreiras. São essas as nuances que serão exploradas a seguir – os desafios e os prazeres que cobrem a experiência autista.

Desafios e prazeres

É impossível falar sobre o espectro autista sem comentar acerca dos hiperfocos, ou superinteresses, como normalmente os autistas são denominados. O hiperfoco pode se manifestar, basicamente, de duas maneiras. A primeira é na forma de superinteresses, ou seja, apresentando dominância em uma área específica do conhecimento, um assunto aprofundado ou até na expressão de atividades artísticas, como pintura e tricô.

No contraponto, podem se externar em comportamentos dotados de rigidez e perfeccionismo e que, em sua maioria, são disfuncionais e causam sérios prejuízos.

O hiperfoco é um fenômeno frequentemente associado ao autismo, caracterizado por uma concentração intensa e prolongada em uma atividade ou assunto específico. Essa capacidade de mergulhar profundamente em interesses específicos pode ser uma das características mais distintivas e positivas dos portadores do espectro do autismo.

Para muitos autistas, o hiperfoco vai além de uma simples concentração; é uma imersão completa em um tópico de interesse. Isso pode variar desde áreas acadêmicas e *hobbies* até temas especializados, como matemática, música, tecnologia, ou qualquer assunto que desperte seu fascínio. Durante o hiperfoco, a pessoa autista pode exibir uma habilidade extraordinária de absorção de informações e atenção aos detalhes, superando por vezes as expectativas convencionais.

Os hiperfocos no autismo são como estrelas cadentes, luminosas e cativantes, guiando a atenção e a paixão em direção a um só ponto no vasto céu da experiência. Esses focos intensos e absorventes representam fachos de luz a aclarar o caminho em meio às complexidades da neurodiversidade.

Imagine a mente autista tal qual um telescópio direcionado, com precisão, a um ponto específico do universo. Esse ponto, o hiperfoco, é mais do que uma simples área de interesse; é um portal para um reino de fascínio e exploração incansável.

Seja nas ciências, artes, matemática, história ou qualquer outro domínio, o hiperfoco é uma jornada apaixonante, uma busca incessante por conhecimento e aprimoramento. Como dissemos, o hiperfoco pode se manifestar de maneiras variadas.

Para aqueles que experimentam hiperfocos, o mundo ao redor se desvanece, e a energia e a dedicação são canalizadas para a maestria em um campo específico.

Esses momentos de imersão total não representam meramente uma expressão de interesse; são fontes de conforto, segurança e realização para muitos autistas. O hiperfoco oferece uma fuga para um território cujas regras são compreendidas, a paixão é combustível para a exploração criativa, o lugar que a mente encontra ressonância e harmonia.

É importante ressaltar que os hiperfocos não são apenas interesses, nem obsessões no sentido pejorativo da palavra. A relação entre um indivíduo autista e seus hiperfocos é muito especial, ela é extremamente ímpar.

> **Os superinteresses não apenas trazem motivação para continuar vivendo, para levantar da cama todos os dias, eles são ainda uma fonte imensurável de alegria, tão pura que chega até a ser comparada ao universo infantil.**

Essa relação chega a beirar o mutualismo. É um vínculo que neurotípicos nunca conseguirão entender. Mesmo que possuam desvantagens, os hiperfocos exprimem umas das melhores partes de ter autismo.

Características dos hiperfocos

Hiperfocos podem ser acadêmicos específicos interessantes. Um estudante autista pode desenvolver um hiperfoco em uma disciplina acadêmica específica, como biologia marinha. Esse interesse pode levá-lo a absorver vastos conhecimentos sobre o assunto, superando os limites de um currículo escolar típico.

Podem também se apresentar em habilidades artísticas excepcionais. Uma pessoa autista pode se envolver intensamente em uma forma de expressão artística.

O hiperfoco nesse campo pode resultar em habilidades excepcionais e na produção de obras criativas notáveis. Ou até mesmo em conhecimento técnico profundo.

O autista pode desenvolver um hiperfoco em tecnologia da informação, mergulhando profundamente em programação de computadores. Essa habilidade intensa pode levá-lo a se destacar em áreas relacionadas à tecnologia.

Outra característica dos hiperfocos é a paixão por detalhes. Um indivíduo no espectro do autismo pode manifestar hiperfoco em particularidades, como calendários, mapas ou listas. Isso pode resultar em uma memória excepcional para datas, fatos geográficos ou itens específicos. Ou a fixação em detalhes visuais.

O hiperfoco também pode se manifestar em hobbies específicos, como colecionar selos, modelar trens em miniatura ou estudar astronomia amadora. Esses interesses podem consumir atenção da pessoa de maneira apaixonada e dedicada. Ademais, no espectro do autismo uma pessoa pode demonstrar hiperfoco de forma pormenorizada em aspectos visuais distintos, como padrões, cores ou formas, que podem se manifestar na observação intensa de padrões repetitivos ou na apreciação minuciosa de obras de arte.

Hiperfocos podem ainda ser apresentados pela imersão em literatura específica. O hiperfoco pode gerar imersão extensa em um gênero literário peculiar, autor ou série de livros. A pessoa pode dedicar horas a ler, pesquisar e discutir acerca do tema preferido. É mais do que gostar de um livro, é entrar dentro da história. Muitos autistas sentem mais emoções em histórias fictícias do que em contato com o mundo real.

Devido à opressão da sociedade, os personagens podem se tornar sua família; os enredos são tão envolventes a ponto de levá-los a esquecer que se trata só de uma história quando eles estão imersos, até porque, para eles, não são apenas histórias. É um conforto, uma fonte de alegria que ajuda a superar as adversidades do dia a dia.

Relacionado ao tema, pode haver um forte interesse em animações e histórias em quadrinho. Hiperfoco pode ser evidente no interesse profundo por animações, quadrinhos ou mangás. O portador do espectro pode se tornar um especialista no universo de determinada série, ser conhecedor de personagens, enredos e detalhes intricados.

E o interesse em histórias não deve ser restrito a apenas obras literárias, filmes e séries, pois também são grandes objetos de interesse para indivíduos no espectro, e a motivação por trás é exatamente a mesma.

Esse hiperfoco pode ser, igualmente, dirigido a mundos imaginários criados pelos próprios autistas. Nesses universos particulares, as pessoas e os ambientes são criados para dar aventura, emoção e conforto. Perante todos os desafios impostos ao espectro, esse se torna o único modo de fugir, de imaginar um lugar melhor, onde possam ser quem realmente são.

Podem também ser por fascínio a transportes. Alguns indivíduos autistas desenvolvem um hiperfoco em modos de transporte, como trens, aviões ou carros, o que os leva a adquirir conhecimento detalhado sobre modelos, fabricantes e aspectos técnicos desses veículos. E o fascínio por objetos específicos não se esgota em relação aos meios de transporte. Edifícios, animais, cores, países...

Há infinitos hiperfocos em assuntos distintos. Aliás, pode ser pela obsessão a sequências e números. Alguns autistas têm um hiperfoco em sequências numéricas, como datas, números primos ou códigos. Elas podem passar longos períodos organizando, memorizando ou analisando tais sequências. Pi (π) e a sequência Fibonacci, inclusive, são dois dos hiperfocos mais populares relacionados aos números.

No universo de interesses específicos, os superinteresses podem estar relacionados à exploração profunda de história ou cultura. O hiperfoco pode direcionar atenção para a história ou cultura de uma civilização específica, levando a um conhecimento profundo e detalhado sobre eventos passados, tradições e costumes. O império romano e os seus costumes, ou a religião na teocracia egípcia, a batalha de Waterloo, ou a Segunda Guerra Mundial, existem muitos temas históricos que despertam os interesses.

Outra forma de expressão é pela concentração em música ou instrumentos. O hiperfoco pode se manifestar na música, seja por meio da escuta intensiva de um gênero ou pela dedicação ao aprendizado e aprimoramento de um instrumento musical, sentindo a música em seu coração.

Alguns portadores de autismo podem demonstrar hiperfoco em atividades físicas específicas: corrida, natação ou ioga. Elas podem se dedicar intensamente ao aprimoramento de suas habilidades nessas atividades. Ou em envolvimento em jogos de computador. Muitos no espectro autista desenvolvem um hiperfoco em jogos de computador, mergulhando em mundos virtuais e dedicando longas horas a estratégias, missões e desenvolvimento de personagens.

O hiperfoco também é apresentado pela compulsão por organização e rotinas fixas. O indivíduo pode investir tempo significativo na organização de objetos, categorização de objetos ou de informações ou estabelecimento de rituais diários. Causa rigidez comportamental, precisando manter uma rotina fixa, baseando-se fortemente em horários.

É importante notar que, embora o hiperfoco possa ser uma força, pode igualmente apresentar desafios. Por exemplo, a capacidade de se concentrar intensamente em apenas um assunto pode ocasionar dificuldades na transição para outras tarefas ou na flexibilidade cognitiva, um fator que pode impactar na capacidade de lidar com interrupções ou de alternar entre diferentes atividades de maneira fluida.

O hiperfoco, a despeito de ser uma característica fascinante e muitas vezes enriquecedora no espectro autista, possui seu lado desafiador e complexo. Como uma espécie de dupla face, o hiperfoco pode, em alguns casos, manifestar-se como uma força que absorve toda atenção, criando desequilíbrios e desafios em outros aspectos da vida.

Aspectos negativos

O hiperfoco pode ser mal compreendido por aqueles que não estão familiarizados com o autismo. Pode parecer uma fixação obsessiva para alguns, mas para o autista é uma maneira de explorar e entender o mundo de forma mais profunda e significativa.

Uma das vertentes consideradas negativas do hiperfoco reside na sua capacidade de monopolizar o tempo e a energia. Quando alguém se entrega completamente a um hiperfoco, outras responsabilidades e demandas diárias podem ser relegadas a segundo plano, um aspecto que pode resultar em dificuldades na gestão do tempo, comprometendo a realização de tarefas essenciais e a participação em atividades sociais.

Ademais, a fixação intensa em único tópico pode limitar a diversidade de interesses e experiências. Ao oferecer profundidade em um domínio específico, o hiperfoco pode dificultar a exploração de outras áreas, limitando a amplitude de conhecimento e experiência – o que pode levar a implicações sociais, profissionais e educacionais, prejudicando a adaptação a contextos variados.

Além disso, o hiperfoco, por vezes, se manifesta de maneira inflexível, tornando-se uma fonte potencial de ansiedade quando confrontado com a necessidade de mudar o foco ou interromper a atividade intensa. A transição de um hiperfoco para outra tarefa pode ser desafiadora, ocasionando frustração e desconforto.

Quanto aos contextos sociais, o hiperfoco ainda pode resultar em isolamento. Perante paixão intensa por um tema específico, pode ser difícil para os outros acompanharem ou se envolverem na mesma medida. Isso pode criar barreiras na comunicação e nas relações interpessoais, afetando a conexão com os demais. Em suma, embora o hiperfoco tenha muitos pontos positivos, é crucial reconhecer e equilibrar seus desafios.

A abordagem holística e apoio em áreas como gestão do tempo, desenvolvimento de habilidades sociais e flexibilidade podem ajudar a atenuar os impactos negativos do hiperfoco, permitindo que os portadores de espectro autista aproveitem ao máximo suas paixões enquanto mantêm equilíbrio saudável em suas vidas. Ressaltamos que por mais que o hiperfoco tenha muitos aspectos positivos, é importante reconhecer que pode apresentar desafios, especialmente quando não é gerenciado adequadamente.

Assim, entre os aspectos negativos relacionados ao hiperfoco, um deles é a dificuldade na transição. O hiperfoco pode tornar difícil para indivíduos no espectro do autismo mudar de uma atividade para outra. A transição abrupta pode causar ansiedade e desconforto, já que a pessoa pode estar profundamente envolvida em seu interesse atual.

Nessa grande imersão, também ocasiona a falta de consciência do ambiente. Enquanto hiperfocados, os indivíduos podem não estar plenamente conscientes do ambiente ao seu redor. Isso pode resultar em dificuldades para responder a estímulos externos e interagir socialmente, levando a situações em que a pessoa se isola involuntariamente.

Outrossim, o hiperfoco pode resultar em preocupação excessiva com um determinado tema, impedindo a pessoa de se envolver em outras atividades importantes para seu bem-estar físico, emocional ou social. Impactando também, pois o envolvimento intenso em interesses específicos pode afetar negativamente as interações sociais.

Pode haver uma tendência de monopolizar conversas ou de não mostrar interesse nas atividades dos outros, o que pode dificultar o desenvolvimento e a manutenção de relacionamentos.

Interrupções durante o hiperfoco podem resultar em estresse e frustração. A pessoa pode ter dificuldade em lidar com a interrupção de uma atividade que lhe traz conforto e satisfação. É difícil se separar de algo que parece fazer parte de você.

Ainda, ocorrem desafios na adaptação a novos contextos. A dificuldade em transferir habilidades aprendidas durante o hiperfoco para contextos novos ou mais amplos pode limitar a aplicação prática dessas habilidades em diferentes situações.

Não obstante, como abordado anteriormente, um dos maiores, se não, o maior desafio relacionado ao hiperfoco é a rigidez cognitiva que torna desafiador aceitar mudanças ou lidar com situações imprevistas – um fator que pode desencadear ansiedade quando as coisas não seguem o esperado. Em decorrência dessa rigidez, o apego a objetos e ritos muitas vezes se faz necessário para funcionar propriamente.

O hiperfoco intenso pode culminar no comprometimento das atividades diárias, como alimentação adequada, higiene pessoal e sono regular.

A pessoa pode perder noção do tempo ao se envolver profundamente em seus interesses, prejudicando seu bem-estar físico e mental. Limita ainda na exploração de novos interesses, se prendendo plenamente a um tópico específico.

Quando alguém está hiperfocado em único interesse, pode haver uma relutância em explorar novas áreas. Isso pode limitar as oportunidades de aprendizado e crescimento, especialmente em situações em que a diversidade de experiências é valiosa.

Nessa mesma toada, os hiperfocos também podem gerar desafios na realização de tarefas diversificadas. A necessidade de se aprofundar constantemente em um só tópico pode tornar desafiador para a pessoa realizar tarefas diversificadas que exigem uma gama mais ampla de habilidades. Isso pode afetar o desempenho em situações mais variadas. Não dá vontade de fazer mais nada, só mergulhar em seu interesse.

Como vimos, essa fixação causa isolamento social voluntário, ou melhor, aumenta esse isolamento, que já é típico do autismo. O hiperfoco pode motivar um isolamento social, à medida que a pessoa busca consistentemente seus interesses individuais em detrimento de interações sociais.

Um aspecto que pode impactar negativamente o desenvolvimento de habilidades sociais e o senso de pertencimento.

Isso ainda auxilia no aumento de conflitos sociais, tanto no âmbito familiar quanto no profissional. No ambiente profissional, o hiperfoco excessivo em uma única tarefa ou projeto pode levar a conflitos, especialmente se a pessoa tem dificuldade em se ajustar às exigências em constante mudança do trabalho em equipe e do ambiente corporativo.

Basicamente, todos esses empasses estão relacionados com a ansiedade associada a mudanças. Mudanças na rotina ou nas circunstâncias podem desencadear ansiedade significativa para aqueles que estão hiperfocados, já que a adaptação a novas situações pode ser desafiadora.

Pessoas com autismo tendem a guiar as suas escolhas e os seus gostos baseados no conforto e na segurança que passam, permanecendo com os seus hiperfocos por grande período, podendo se estender a anos. Todos esses fatores causam a perda do bem-estar pessoal.

O foco intenso em apenas um interesse pode ainda resultar na perda da consciência do próprio bem-estar físico e emocional. Sintomas de estresse, fome ou cansaço podem, por vezes, ser negligenciados, pois que a atenção estará totalmente voltada para o hiperfoco.

Hiperfoco e alegria

Reconhecer e abordar os desafios associados ao hiperfoco é crucial para garantir que as pessoas no espectro do autismo possam aproveitar ao máximo seus interesses, ao mesmo tempo que desenvolvem habilidades adaptativas que lhes permitam prosperar em diversas áreas da vida. Um ambiente de apoio e compreensão desempenha um papel essencial na gestão equilibrada do hiperfoco.

Ainda, é importante entender que esses desafios não são universais, dado que variam de pessoa para pessoa. Estratégias de apoio, como ensinar habilidades de transição, fornecem estrutura, e prever intervalos regulares pode ajudar a minimizar os impactos negativos do hiperfoco. O objetivo é equilibrar a promoção das paixões individuais com a capacidade de se adaptar a diferentes aspectos da vida cotidiana.

Os hiperfocos causam um fenômeno típico e exclusivo do espectro, chamado *autistic joy*, ou, traduzindo, felicidade autística. Como já mencionado, a relação entre o autista e o seu hiperfoco é tão profunda que traz alegria indescritível, é como se fogos de artifício estivessem borbulhando dentro de seu corpo. E são apenas os hiperfocos que os despertam essa alegria.

Ela está presente nas pequenas coisas, nos prazeres sensoriais, nas simples menções aos seus interesses, em paisagens ou apenas em observar bolhas de sabão refletindo os raios solares. Junto aos hiperfocos, é uma das melhores partes de ser autista, encontrar alegria em coisas que neurotípicos nem mesmo percebem.

Cansaço

Para indivíduos no espectro do autismo o cansaço consiste em uma experiência universal, mas, esse estado pode ser influenciado por fatores específicos relacionados às características autísticas. O autismo é um transtorno neurológico que afeta a comunicação, a interação social e o comportamento, e essas particularidades podem desempenhar papel significativo no cansaço experimentado por pessoas autistas.

Uma das razões para o cansaço em indivíduos autistas está relacionada à sobrecarga sensorial. Muitas pessoas no espectro têm sensibilidade amplificada aos estímulos sensoriais, como luzes intensas, ruídos altos, texturas específicas e odores fortes. A exposição prolongada a esses estímulos pode ser avassaladora e drenar rapidamente a energia de uma pessoa autista, levando à sensação de fadiga intensa.

Mencionado anteriormente, as interações sociais, que podem ser desafiadoras para alguns autistas, podem consumir quantidade significativa de energia emocional. O esforço constante para decifrar as sutilezas da comunicação não verbal, compreender as emoções dos outros e participar de conversas pode ser mentalmente exaustivo. Muitas vezes, indivíduos autistas precisam de períodos de recuperação após interações sociais intensas.

Rotinas, tão cruciais para muitas pessoas no espectro autista, também desempenham papel importante no cansaço. Mudanças repentinas na rotina ou situações imprevisíveis podem causar ansiedade e desconforto, consumindo energia mental e emocional adicional.

É essencial reconhecer a fadiga como uma parte legítima da experiência autista e adaptar as abordagens de suporte de acordo. Isso pode envolver a criação de ambientes sensorialmente amigáveis, a incorporação de pausas durante atividades sociais e o respeito pelas rotinas estabelecidas.

Normalmente, autistas precisam de momentos de descanso ao longo do dia. Para conseguir funcionar na sociedade, é preciso dormir, tirar cochilos, principalmente no início da tarde, para se preparar para as adversidades que as demais horas do dia aguardam.

Resumindo, cansaço no contexto do autismo é multifacetado, influenciado por fatores sensoriais, sociais e emocionais distintos. Ao abordar essas necessidades de maneira holística, podemos contribuir para o conforto e a qualidade de vida de indivíduos no espectro autista.

Conforme foi abordado anteriormente, o cansaço corporal associado ao autismo é uma realidade que se manifesta devido a uma combinação de fatores físicos e emocionais intrínsecos às características do espectro autista. A sobrecarga sensorial, uma das características proeminentes, exerce uma função essencial nesse contexto.

A hipersensibilidade a estímulos sensoriais (luzes, sons e texturas), pode levar a uma resposta física intensa, muitas vezes resultando em fadiga muscular e desconforto. Por exemplo, a exposição prolongada a luzes brilhantes pode não apenas causar desconforto visual, mas desencadear respostas físicas (tensão muscular e dores de cabeça). Ruídos excessivos podem gerar estresse físico, enquanto texturas desconfortáveis contribuírem para a tensão muscular.

A necessidade constante de adaptação a estímulos sensoriais pode ainda levar à tensão física crônica. Indivíduos autistas muitas vezes desenvolvem estratégias compensatórias, como comportamentos repetitivos (estereotipias) ou posturas específicas, para lidar com o desconforto sensorial. Esses mecanismos podem, ao longo do tempo, contribuir para a fadiga e tensão musculares.

Destacamos que a fadiga corporal está interligada aos aspectos emocionais do autismo. A gestão das interações sociais, o processamento de informações sociais complexas e a adaptação a mudanças nas rotinas demandam esforço cognitivo e emocional significativo. Esse desgaste emocional pode, por sua vez, se manifestar no corpo, aumentando a sensação de cansaço geral.

É vital, portanto, compreender que o cansaço associado ao autismo não é exclusivamente um fenômeno mental, mas sim um conjunto complexo de fatores que afetam o corpo e a mente.

A promoção de ambientes que minimizem sobrecargas sensoriais, a aceitação de necessidades individuais e o suporte emocional são estratégias essenciais na gestão do cansaço corporal para indivíduos no espectro autista.

Capacidade intelectual

Condizente ao que já foi exposto, a alta capacidade intelectual entre algumas pessoas no espectro autista é um fenômeno fascinante que destaca a diversidade de talentos e habilidades dentro da comunidade autista. Embora o autismo esteja frequentemente associado a desafios na comunicação e interação social, muitos indivíduos no espectro demonstram habilidades intelectuais excepcionais em diversas áreas.

A denominação "altas habilidades" ou "alta capacidade intelectual" refere-se a um QI elevado ou a um desempenho excepcional em domínios específicos, como matemática, ciências, artes ou linguagem. Essa população, frequentemente chamada de "autistas de alta funcionalidade" ou "Aspies", desafia estereótipos e enaltece a riqueza e a complexidade do espectro autista.

O pensamento divergente, a atenção aos detalhes, a memória excepcional e a capacidade de concentração intensa são características frequentemente associadas a pessoas autistas com alta capacidade intelectual. Essas características, quando adequadamente nutridas e direcionadas, podem se converter em realizações extraordinárias no campo da ciência, tecnologia, arte e música.

No entanto, é importante compreender que a alta capacidade intelectual não é universal entre todas as pessoas autistas. O espectro é vasto e abrange uma variedade de habilidades e desafios. Além disso, muitas vezes, essas habilidades podem coexistir com outras características autistas, como sensibilidades sensoriais, ansiedade social ou barreiras na comunicação.

A sociedade pode apoiar adequadamente esses indivíduos reconhecendo suas aptidões, proporcionando oportunidades educacionais que atendam às suas necessidades específicas e promovendo ambientes inclusivos que valorizem a diversidade de talentos dentro da comunidade autista.

> Celebrar a alta capacidade intelectual entre pessoas autistas é fundamental para desafiar estereótipos prejudiciais e garantir que todos os indivíduos no espectro tenham a oportunidade de desenvolver e expressar seu potencial único.

Ao fazê-lo, contribuímos para uma sociedade mais inclusiva, que reconhece e valoriza a diversidade de habilidades que cada pessoa, independentemente de sua condição, pode oferecer.

Como vimos, dentre essas aptidões que estimulam a extraordinária capacidade intelectual dos autistas, estão: o pensamento analítico – pessoas autistas com alta capacidade intelectual frequentemente demonstram pensamento analítico profundo. Elas podem ter a capacidade única de analisar informações detalhadas e identificar padrões que podem passar despercebidos a outros.

Algumas pessoas no espectro autista exibem uma memória excepcional, podendo lembrar detalhes específicos, datas e informações com notável precisão. Essa faculdade pode ser valiosa em contextos acadêmicos, científicos ou criativos. Muitos autistas com alta capacidade intelectual demonstram dons excepcionais em matemática e raciocínio lógico. Essa aptidão pode levar a conquistas notáveis em campos como por exemplo engenharia, ciência da computação e pesquisa matemática.

A criatividade artística excepcional consiste em outro traço de algumas pessoas no espectro autista. Suas expressões artísticas, sejam nas artes visuais, música ou escrita, podem revelar perspectivas únicas e inovadoras.

A capacidade de manter um foco intenso, concentração intensa e prolongada em tarefas específicas é, igualmente, comum em pessoas autistas com alta capacidade intelectual. Essa habilidade pode resultar em realizações notáveis em projetos e pesquisas.

Algumas pessoas autistas apresentam ainda proficiência excepcional em linguagem e vocabulário. Seu potencial de dominar línguas ou criar composições linguísticas complexas é notável. Em acréscimo, a habilidade de perseverar em tarefas desafiadoras e manter dedicação intensa a interesses específicos é um traço comum em pessoas autistas com alta capacidade intelectual.

É importante ressaltar que não é só porque a pessoa autista não seja convenientemente inteligente, ou seja, segundo as potencialidades esperadas socialmente, que não seja um ser humano extraordinário. Mesmo que não sejam valorizados pela sociedade, os autistas possuem suas singularidades e muito a contribuir com seus trabalhos e perspectivas.

Coordenação motora

Falando, ainda, sobre como o autismo afeta o dia a dia de pessoas portadoras do espectro, é importante falar sobre a dificuldade na coordenação motora que elas enfrentam. O autismo é uma condição neurobiológica que pode influenciar diversos aspectos do desenvolvimento, incluindo a coordenação motora.

A relação entre o autismo e a coordenação motora pode variar consideravelmente de uma pessoa para outra, uma vez que o espectro autista é caracterizado pela diversidade nas habilidades e desafios apresentados.

Para alguns indivíduos autistas, podem surgir desafios na coordenação motora, manifestando-se em movimentos desajeitados, impedimentos quanto à execução de tarefas que envolvem destreza manual, ou problemas de equilíbrio e postura. Estes desafios podem estar relacionados a diferenças no processamento sensorial, afetando a percepção e a integração de estímulos do ambiente. Dentre as dificuldades relacionadas à coordenação motora, estão:

- Diferenças na percepção sensorial podem influenciar a coordenação motora; sensibilidades a esses estímulos podem interferir na capacidade de integrar informações do ambiente e executar movimentos de maneira fluída. Ainda, muitas pessoas autistas podem apresentar desafios nas habilidades motoras finas, geralmente acompanhadas com desenvolvimento motor tardio, afetando a capacidade de realizar tarefas simples que exigem precisão e destreza (como amarrar sapatos, abotoar roupas, cozinhar e até mesmo escrever).

- com a coordenação global (dificuldades na coordenação global, que envolvem movimentos mais amplos e equilíbrio, o que podem ocasionar problemas na prática de esportes ou em atividades que demandam coordenação corporal mais abrangente);
- com o planejamento motor (algumas pessoas autistas podem enfrentar desafios no planejamento motor, resultando em dificuldades na execução de sequências de movimentos complexos ou na adaptação a mudanças repentinas nas tarefas).

Dentro desse aspecto, há também certa dificuldade em se orientar no espaço-tempo, não conseguindo associar a coordenação com os pensamentos, o que causa desorientações de distância ou equilíbrio.

Pela parte do tempo, com todos os problemas de insônia e terrores noturnos, associados aos hiperfocos e mundos imaginários, é comum ao portador de autismo se perder nos horários e nos dias, confundindo em que momento e onde se encontra.

Estratégias terapêuticas, como a terapia ocupacional, podem desempenhar papel relevante na abordagem das dificuldades de coordenação motora em pessoas autistas.

Essas terapias buscam melhorar a integração sensorial, aperfeiçoar as habilidades motoras finas e grossas, e promover o desenvolvimento de habilidades essenciais para as atividades diárias.

A compreensão das particularidades sensoriais e motoras de cada pessoa autista é fundamental para oferecer apoio individualizado. Ambientes adaptados, atividades físicas personalizadas e estratégias de ensino que levem em conta essas diferenças contribuem significativamente para o desenvolvimento da coordenação motora.

No fim, mesmo com todas essas adversidades, viver com autismo é uma experiência singular. Mesmo com os problemas sensoriais, físicos e emocionais, é especial enxergar o mundo de maneira diferente, de um modo só seu. São essas as diferenças que tornam a experiência do espectro autista especial.

Um dos grandes problemas
das informações que circulam
em livros, artigos e palestras
a respeito do espectro autista
é que são quase plenamente
ministradas por alísticos,
neurotípicos que apenas
estudaram sobre, mas nunca
experienciaram de fato a
condição, que nunca vivenciaram
seus desafios e suas alegrias.

- Rafaela Jacob

CAPÍTULO 7

Autismo é um espectro

O espectro autista é uma tapeçaria rica e intrincada de experiências, habilidades e perspectivas que desafia a noção convencional de normalidade. A singularidade do espectro autista reside na vasta diversidade de indivíduos que o compõem, cada um contribuindo com uma voz única para a complexa sinfonia da existência humana. Nenhuma experiência no espectro é igual a outra. Cada dificuldade e alegria se diferem entre os indivíduos, mesmo com uma base em comum.

O autismo transcende o estigma associado a distúrbios ou deficiências, convidando-nos a reconhecer e a celebrar a diversidade neurobiológica que enriquece nossa sociedade. Cada pessoa no espectro autista carrega consigo uma combinação única de habilidades, talentos e desafios que moldam sua jornada singular no mundo.

A abordagem centrada na neurodiversidade reconhece que o autismo não é uma condição a ser corrigida, mas uma parte valiosa da variabilidade humana.

Celebrar essa diversidade significa criar ambientes inclusivos que respeitem e acomodem as necessidades individuais, promovendo oportunidades para que cada indivíduo autista atinja seu potencial único.

Reconhecer o autismo não só como uma deficiência, mas como um modo de ser, é extremamente importante. Antes de serem autistas, autistas são pessoas, como todas as outras no mundo, com gostos e desgostos, sonhos e características próprias e especiais.

A comunicação no espectro autista é um entrelaçar de formas expressivas a envolver desde a eloquência verbal até formas alternativas de comunicação, como linguagem de sinais, comunicação por imagens ou outras modalidades criativas.

A compreensão sensorial, por sua vez, é marcada por sensibilidades singulares a estímulos, criando uma paleta sensorial única que molda as interações com o ambiente. As paixões e interesses específicos, muitas vezes intensos e focalizados, caracterizam o envolvimento autista com o mundo.

Essas paixões, como dissemos anteriormente, podem se manifestar em áreas como ciência, música, arte, matemática ou qualquer campo que desperte a curiosidade individual. Essa intensidade pode ser traduzida em realizações extraordinárias e contribuições valiosas para a sociedade.

Ainda, os desafios enfrentados por indivíduos no espectro autista são tão únicos quanto suas aptidões.

Dificuldades na comunicação social, na adaptação a mudanças, nas habilidades motoras ou na interpretação de nuances sociais são aspectos que podem variar amplamente de uma pessoa para outra.

A singularidade do espectro autista é um lembrete inspirador da beleza da diversidade humana. Sendo que, à medida que aprendemos a compreender, respeitar e celebrar a singularidade de cada pessoa no espectro, construímos uma sociedade mais rica, compassiva e verdadeiramente inclusiva.

No coração dessa singularidade está a resiliência e a força de indivíduos no espectro autista. Muitos enfrentam embates significativos diários, navegando por um mundo que, por vezes, pode parecer pouco compreensivo às suas necessidades específicas. A jornada no espectro é uma estrutura em constante evolução, repleta de descobertas, autodescoberta e conquistas.

A contribuição dessas vozes diversas para a sociedade é inestimável. Em campos que vão desde a ciência até a arte, passando pela tecnologia e pela advocacia, indivíduos autistas têm deixado uma marca indelével, oferecendo perspectivas originais e contribuições significativas que enriquecem o tecido social.

A verdadeira compreensão do espectro autista exige mentalidade de aceitação, respeito e celebração da neurodiversidade.

Ao abraçar essa diversidade, desafiamos os estigmas e as expectativas limitadas, reconhecendo que a grandeza reside nas diferenças individuais. A empatia e a compreensão são as ferramentas essenciais que levam à construção de uma sociedade com espaço para todos florescer.

Ao criar ambientes inclusivos, educacionais e profissionais que reconhecem e valorizam as diversas formas de pensamento e expressão, construímos um futuro mais brilhante e equitativo.

A singularidade do espectro autista é ainda uma composição dinâmica que se forma pelas histórias, conquistas e enfrentamento de cada pessoa. É como o espaço, em que cada estrela é única de seu jeito, assim as tornando especiais, pela sua genuína especificidade. À medida que continuamos a aprender e a evoluir, que possamos fazê-lo com mentalidade de aceitação e respeito, honrando a diversidade humana em todas as suas formas brilhantes e singulares.

Pelo fato de serem diferentes, as experiências autistas não devem implicar a sua invalidação, mas sim a compreensão de que o autismo em si é um espectro, com experiências individuais distintas. Nenhuma convivência com a síndrome é completamente igual a outra e, certamente, todas devem ser validadas e compreendidas, sem julgamentos ou comparações.

O espectro autista é vasto e diverso, abarcando ampla gama de habilidades, desafios e características individuais. Para compreender e abordar as necessidades variadas das pessoas no espectro, muitos profissionais e pesquisadores utilizam o conceito de "níveis de suporte", uma abordagem que classifica o autismo em diferentes graus com base nas necessidades de assistência.

Essa classificação, frequentemente referida como "níveis de suporte" ou "níveis de funcionamento", foi introduzida pelo DSM-5 (Manual Diagnóstico e Estatístico de Transtornos Mentais, 5ª edição) e busca oferecer compreensão mais abrangente das características individuais dos autistas.

Os três níveis

Nível 1 – requer suporte: indivíduos neste nível geralmente apresentam desafios na comunicação social e interação, mas de forma mais leve. Pode haver dificuldades na mudança de rotinas e comportamentos repetitivos. Geralmente, essas pessoas conseguem funcionar de forma independente, mas, por vezes, carecem de suporte em situações específicas.

Nível 2 – requer suporte substancial: neste nível, as dificuldades em comunicação social e interação são mais pronunciadas. Pode haver capacidade limitada para iniciar interações sociais, e adaptações a mudanças podem ser significativamente desafiadoras. Muitas vezes, os indivíduos neste nível exigem suporte substancial para enfrentar as demandas diárias.

Nível 3 – requer muito suporte substancial: este nível engloba desafios significativos nas áreas de comunicação, interação social e comportamento. Indivíduos no Nível 3 podem ter dificuldades significativas em se comunicar e interagir com os outros. Eles podem apresentar comportamentos repetitivos ou restritos, e a necessidade de suporte é muito substancial em diversas áreas da vida.

É fundamental entender que esses níveis não são rótulos fixos, mas ferramentas úteis para personalizar intervenções e apoio. Além disso, muitos autistas podem apresentar oscilação considerável nas necessidades de suporte ao longo do tempo e em diferentes contextos. Ao longo da vida, até mesmo ao longo do dia, os níveis de suporte podem variar.

Símbolo quebra-cabeça

Dentre a representação do autismo, existem diversos símbolos. Um deles, o seu principal é o quebra-cabeça, o qual embora o mais popular, está envolvido em diversas polêmicas.

O símbolo do quebra-cabeça tornou-se uma representação icônica do autismo, simbolizando a complexidade e a diversidade do espectro. Essa imagem, seguidamente composta por peças coloridas interligadas, reflete o valor e a individualidade de cada indivíduo autista, enquanto destaca a necessidade de compreensão e aceitação.

A metáfora do quebra-cabeça ressoa, pois, cada peça é única, visto que representa as diferentes habilidades, desafios, interesses e personalidades presentes no espectro autista. Assim como na montagem de um quebra-cabeça, a apreensão do autismo requer paciência, empatia e a habilidade de ver a imagem completa, mesmo quando as peças pareçam inicialmente desconectadas.

Nesse quebra-cabeça, cada pessoa no espectro é uma peça vital, que contribui com suas próprias nuances e perspectivas para a totalidade da comunidade autista. O símbolo também destaca a importância da interconexão e da aceitação de diferentes formas de expressão e compreensão.

Além disso, o quebra-cabeça ressalta a ideia de que, embora haja desafios e diferenças, todas as peças são essenciais para completar a imagem. A aceitação e o respeito pela diversidade dentro do espectro são fundamentais a fim de que seja criada uma sociedade inclusiva, na qual cada indivíduo autista se sinta acolhido, valorizado, compreendido.

É importante reconhecer que, por mais que o símbolo de representação visual do quebra-cabeça seja significativo para muitas pessoas no espectro autista e suas famílias, nem todos compartilham da mesma opinião.

A diversidade de opiniões reflete a ampla gama de experiências e perspectivas dentro da comunidade autista. O quebra-cabeça serve de lembrete visual poderoso alertando que a verdadeira compreensão do autismo envolve abraçar a complexidade, celebrar as diferenças e trabalhar em conjunto visando à construção de uma sociedade que valorize a diversidade em todos os seus aspectos.

Apesar disso, esse símbolo possui diversas críticas a seu respeito. E uma delas se refere ao estigma da incompletude. Algumas pessoas no espectro autista expressam preocupação de que o símbolo do quebra-cabeça possa transmitir uma mensagem de que falta algo ou que os autistas são "incompletos".

A ideia de "montar" as peças pode ser interpretada como uma sugestão de que o objetivo é tornar a pessoa autista "inteira". Outro é o foco na normalização.

Há críticas à possibilidade de que o uso do quebra-cabeça possa sugerir certo desejo de normalização, enfatizando a necessidade de encaixar ou ajustar as diferenças para se conformar às expectativas sociais. Muitos na comunidade autista defendem a aceitação e a celebração da neurodiversidade em vez da busca por uma suposta "normalidade".

Ainda, temos a comercialização e o uso não autorizado. O símbolo do quebra-cabeça tem sido amplamente comercializado e utilizado por organizações, normalmente sem o devido envolvimento ou consentimento da comunidade autista.

Isso levanta questões acerca da apropriação da representação e da falta de consideração às vozes daqueles que vivenciam o autismo. Por fim, há a simplicidade excessiva. Argumenta-se que o uso de símbolos visuais, como o quebra-cabeça, pode simplificar demais a complexidade do autismo. O espectro é extremamente diverso, e o uso de apenas uma imagem pode não capturar adequadamente essa diversidade.

Símbolo do infinito

Outro símbolo, muito mais aceito pela comunidade autista, é o símbolo do infinito, que emergiu como alternativa significativa na representação do autismo, oferecendo perspectiva única e positiva sobre a diversidade e a infinita gama de experiências presentes no espectro.

Ao contrário do símbolo do quebra-cabeça, que gerou algumas controvérsias, o símbolo do infinito busca transmitir uma mensagem de aceitação, neurodiversidade e respeito pela singularidade de cada pessoa autista.

A escolha do símbolo do infinito reflete a ideia de que as possibilidades e potenciais dentro do espectro são ilimitados, do mesmo modo que os próprios caminhos do infinito.

Cada pessoa no espectro autista traz consigo um conjunto de talentos, habilidades, paixões e desafios que não podem ser encapsulados por meio de um símbolo simplificado. O uso do símbolo do infinito destaca a complexidade e a constante evolução do entendimento do autismo.

A aceitação da neurodiversidade é central ao significado do símbolo do infinito no contexto do autismo. Ele simboliza a apreciação de diferentes formas de pensamento, comunicação e interação social, afirmando que não há uma só maneira "correta" de ser autista. A mensagem subjacente é de respeito e celebração às variadas experiências e contribuições dos indivíduos no espectro.

O símbolo do infinito também oferece alternativa à ideia de "curar" o autismo. Ao invés de sugerir uma busca por normalização, ele sugere que a verdadeira compreensão e apoio vêm da aceitação e da adaptação para atender às necessidades individuais. O foco é na promoção de ambientes inclusivos que prestigiem a diversidade e permitam que cada pessoa autista alcance seu potencial único.

É importante reconhecer que a escolha de símbolos pode ser pessoal e subjetiva. Alguns indivíduos no espectro autista podem se identificar mais com o símbolo do infinito, enquanto outros preferem diferentes representações ou não sentem a necessidade de utilizar um símbolo específico.

Portanto, a discussão e o respeito pela diversidade de perspectivas dentro da comunidade autista são fundamentais a fim de promover uma compreensão mais profunda, efetiva e inclusiva.

Ao adotar o símbolo do infinito como uma representação para o autismo, destaca-se a importância da flexibilidade e da aceitação diante da complexidade do espectro. A natureza dinâmica do símbolo, sem um fim ou limitação clara, reflete a contínua evolução das compreensões sobre o autismo e a constante aprendizagem.

A utilização do símbolo do infinito também abre espaço para uma abordagem mais centrada na pessoa, reconhecendo que cada indivíduo no espectro tem uma jornada única. Isso ressoa com a noção de que não existe um padrão de comportamento ou funcionamento que defina o que é ser autista. Cada pessoa é um capítulo distinto em uma narrativa infinita de experiências.

Além disso, o símbolo do infinito destaca a necessidade de uma sociedade que valorize e apoie a diversidade. Em lugar de promover a ideia de que o objetivo é "consertar" as diferenças, o foco recai sobre a construção de comunidades inclusivas que enalteçam as contribuições únicas de cada indivíduo no espectro autista.

A representação do autismo por meio do símbolo do infinito ainda sugere uma atitude mais holística e positiva em relação à neurodiversidade.

> **O autismo não é uma condição a ser corrigida, mas sim uma manifestação da variabilidade natural do funcionamento cerebral, promover uma mentalidade de aceitação e respeito.**

É importante lembrar que tanto o símbolo do infinito e também outras representações são ferramentas visuais, e o verdadeiro entendimento do autismo vai muito além de qualquer símbolo.

A escuta ativa, a empatia e o respeito pelas experiências individuais continuam a ser os pilares fundamentais para a construção de uma sociedade

164 Labirinto Oculto

verdadeiramente inclusiva e acolhedora para todas as pessoas, independentemente do nível em que se encontrem no espectro autista.

Símbolo girassol

Ainda, outra simbologia bem aceita é a do girassol. O girassol, com sua elegância e imponência, emergiu como um símbolo poderoso e positivo relacionado ao autismo. Essa simbologia ganhou destaque por transmitir mensagens de esperança, crescimento e resiliência, refletindo os desafios e as vitórias enfrentadas por indivíduos no espectro e suas famílias.

A escolha do girassol como símbolo do autismo está profundamente enraizada em suas características singulares e em seu comportamento notável. O girassol é conhecido por sua capacidade de seguir a trajetória do sol, virando suas flores em direção à luz.

Esse movimento é metaforicamente interpretado como uma jornada em busca da luz e do otimismo, características que ressoam na experiência autista. O girassol igualmente simboliza o crescimento e a superação, visto que cresce alto, muitas vezes superando desafios, como a gravidade, para alcançar a luz.

Essa resiliência é uma qualidade inspiradora compartilhada por muitos indivíduos no espectro autista, que demonstram notável capacidade de enfrentar obstáculos e florescer em ambientes que os apoiam.

A vibrante cor amarela do girassol contribui para a simbologia positiva associada a ele. O amarelo é frequentemente associado à alegria, vitalidade e otimismo, evocando uma atmosfera luminosa e esperançosa.

Essa paleta de cores reflete a energia positiva que muitos no espectro trazem para o mundo, assim como a luz que o girassol busca. Além disso, o girassol expressa a singularidade e a individualidade, aspectos fundamentais na compreensão do autismo.

Cada girassol é único, com pétalas distintas e padrões próprios, uma metáfora visual da diversidade presente no espectro autista. Essa diversidade é uma força a ser celebrada, pois enriquece a sociedade com perspectivas e habilidades variadas.

A simbologia do girassol no contexto do autismo ainda põe em destaque a importância da aceitação, do apoio e da celebração das diferenças. Ao adotar esse símbolo, a comunidade autista busca transmitir a mensagem de que, assim como o girassol, cada indivíduo tem o potencial de crescer, florescer e iluminar o mundo ao seu redor, quando recebe a luz certa e é nutrido por um ambiente inclusivo e acolhedor.

Além das características simbólicas, a simbologia do girassol no contexto do autismo ganhou destaque por meio de iniciativas práticas. Muitas organizações, defensores e comunidades têm adotado o girassol tal qual um emblema visual em campanhas de conscientização e eventos relacionados ao autismo. Essa prática não apenas amplifica a mensagem de aceitação e apoio, mas contribui para aumentar visibilidade e compreensão do espectro autista.

Enquanto símbolo do autismo, o girassol reforça a importância de criar ambientes inclusivos em que todos possam florescer. As escolas, locais de trabalho e comunidades podem ser comparadas a campos onde girassóis crescem.

Ao proporcionar condições ideais, como solo fértil e exposição à luz, cada girassol – representando cada pessoa autista –, tem a chance de atingir seu potencial máximo.

> **A inclusão social e educacional é fundamental para permitir que os "girassóis autistas" cresçam e floresçam.**

Isso envolve reconhecer e acomodar as necessidades individuais, celebrar as conquistas, promover a empatia e combater o estigma associado ao autismo. A simbologia do girassol ressoa com uma mensagem universal de positividade, esperança e aceitação.

Ela inspira a sociedade a adotar uma mentalidade de respeito às diferenças, compreensão da diversidade e apoio mútuo. Quando vemos o girassol, podemos lembrar que, assim como ele busca a luz do sol, todos merecem a oportunidade de brilhar e contribuir para o mundo de maneira única e valiosa.

Símbolo camaleão

Dentro da área de simbologia, temos ainda o camaleão. O camaleão, com sua incrível capacidade de

AUTISMO É UM ESPECTRO **167**

mudar de cor para se adaptar ao ambiente, tornou-se uma metáfora sugestiva para abordar a complexidade do espectro autista.

Esta simbologia ressalta a habilidade singular de adaptação e a abundância das variações individuais presentes em pessoas no espectro. Da mesma forma que o camaleão ajusta suas cores conforme as circunstâncias, muitas pessoas no espectro autista desenvolvem habilidades de adaptação notáveis para enfrentar diferentes situações sociais, ambientais e emocionais.

Esse comportamento adaptativo pode envolver a modificação de estratégias de comunicação, a gestão de estímulos sensoriais ou a navegação de interações sociais complexas.

A variedade de cores que um camaleão exibe reflete a diversidade e a singularidade dentro do espectro autista. Cada pessoa é como uma cor única em um amplo espectro, colaborando para o aprimoramento da paleta humana. Essa diversidade não apenas enriquece a sociedade, mas põe em destaque a valorização das diferentes perspectivas e habilidades que cada pessoa no espectro traz consigo.

Da mesma maneira, o camaleão também representa a autenticidade. Embora tenha a capacidade de se camuflar, ele permanece verdadeiro à sua natureza essencial. Muitos indivíduos no espectro, ao se adaptarem às expectativas sociais, ainda preservam sua autenticidade, conservando suas paixões, interesses e personalidades distintas.

Outrossim, a simbologia do camaleão no contexto do autismo destaca a importância de promover ambientes inclusivos e compreensivos. Reconhecer as diferentes formas de adaptação e aceitar a gama de cores no espectro autista são elementos imprescindíveis à criação de uma sociedade que reconhece a neurodiversidade.

Ao adotar a metáfora do camaleão, reconhecemos que cada mudança de cor representa uma expressão autêntica do indivíduo, enquanto também sublinha a necessidade de compreensão e respeito para com as adaptações que podem ocorrer ao longo da jornada de cada pessoa no espectro autista.

Além disso, a simbologia do camaleão salienta a relevância da aceitação e do entendimento por parte da sociedade. Da mesma forma que o camaleão pode se camuflar para se proteger ou se adaptar ao ambiente, os autistas normalmente desenvolvem estratégias de enfrentamento a fim de lidar com desafios diários. Essas estratégias não diminuem a autenticidade da pessoa, antes representam meios de enfrentamento e adaptação necessárias.

A habilidade do camaleão em perceber nuances no ambiente ressoa com a sensibilidade sensorial que muitas pessoas autistas experimentam. As diferenças sensoriais podem variar amplamente de pessoa para pessoa, e o entendimento e respeito por essas diferenças são fundamentais para a promoção de ambientes inclusivos.

A simbologia do camaleão também convida a sociedade a adotar uma mentalidade de flexibilidade e compreensão. Reconhecer que as pessoas no espectro podem ter diferentes necessidades em diferentes situações é essencial para criar ambientes a permitirem a todos alcançar suas potencialidades em grau elevado.

Abraçar a metáfora do camaleão significa celebrar a diversidade de cores e adaptações dentro do espectro autista.

> **Abraçar a metáfora do camaleão significa reconhecer que cada indivíduo é único, com suas aptidões, mas também desafios e legitimidade para se relacionar com o mundo.**

Em última análise, a simbologia do camaleão no contexto do autismo remete à necessidade de uma sociedade que acolha a diversidade e promova a aceitação incondicional. Similar ao camaleão que enriquece seu ambiente com suas cores vibrantes, cada indivíduo no espectro autista contribui de maneira valiosa para a tapeçaria da sociedade, oferecendo perspectivas próprias e enriquecedoras.

Símbolo borboleta

Por fim, a borboleta também representa o espectro. A simbologia da borboleta tem sido frequentemente associada à transformação, renovação e crescimento, e essa metáfora ressoa de maneira profunda ao abordar o espectro autista.

A metamorfose da lagarta em borboleta representa não apenas a mudança física, antes simboliza a jornada de autodescoberta, desenvolvimento e evolução experimentada por muitas pessoas no espectro.

Do mesmo modo que a borboleta emerge de seu casulo, os autistas frequentemente passam por jornadas individuais de autodescoberta e crescimento. O desenvolvimento de habilidades, a compreensão de suas próprias necessidades e a navegação das complexidades sociais são aspectos desse percurso que refletem a simbologia da borboleta.

Em outro olhar, a borboleta consiste ainda em um símbolo de beleza e singularidade. Cada uma delas apresenta padrões particulares em suas asas, referindo à diversidade presente no espectro autista.

Cada pessoa é como uma borboleta, trazendo consigo suas próprias características e talentos que contribuem para o avanço da comunidade.

A transformação da lagarta em borboleta igualmente remete à importância da aceitação e compreensão. Muitas vezes, pessoas no espectro autista passam por fases de desenvolvimento que podem não ser compreendidas de imediato, mas que são cruciais para seu próprio processo de autodescoberta e crescimento.

Juntamente, assim como a borboleta é um símbolo universal de beleza e graciosidade, a simbologia da borboleta no contexto do autismo destaca a importância de reconhecer e valorizar as aptidões e contribuições únicas que cada indivíduo traz para a sociedade.

Adotar a metáfora da borboleta significa exaltar não apenas a jornada própria de cada autista, mas conferir importância à empatia, à aceitação e ao apoio ao longo de cada fase de seu desenvolvimento.

Da mesma forma que a borboleta inspira com sua beleza e graça, cada indivíduo no espectro autista é uma fonte de inspiração, que carrega consigo uma contribuição valiosa para o mundo ao seu redor.

Na simbologia da borboleta, no contexto do espectro autista, é importante a paciência e o respeito durante o processo de crescimento e transformação.

De modo similar à lagarta que enfrenta obstáculos ao se transformar em borboleta, as pessoas no espectro autista podem enfrentar obstáculos e períodos desafiadores durante seu desenvolvimento. A delicadeza e fragilidade das asas de uma borboleta ressaltam a necessidade de cuidado e proteção.

Nessa linha de raciocínio, indivíduos autistas podem se beneficiar de ambientes que ofereçam apoio e compreensão, permitindo que expressem suas cores e voem livremente, dando a sua contribuição para o mundo de maneira única.

Associada à simbologia da borboleta e a ideia de crescimento contínuo, as borboletas passam por várias

172 Labirinto Oculto

fases antes de atingirem sua forma final, do mesmo modo, a trajetória no espectro autista é marcada por diferentes estágios de desenvolvimento. A aceitação de que o crescimento pode ocorrer em ritmos distintos é fundamental para criar sociedades inclusivas e respeitosas. Além disso, a borboleta, com sua capacidade de voar, representa a liberdade e a possibilidade de superar barreiras.

Da mesma forma, pessoas no espectro autista têm o potencial de superar desafios quando recebem apoio adequado, permitindo-lhes atingir alturas extraordinárias e realizar seu pleno potencial.

E, por fim, em associação ao espectro autista, a simbologia da borboleta inspira reflexão sobre a beleza da diversidade, a importância do apoio e a celebração do percurso individual. De modo similar à borboleta que contribui para a beleza da natureza, cada pessoa no espectro autista enriquece a sociedade com suas habilidades únicas, perspectivas e contribuições significativas.

Corrente de identificação

Ainda em tempo, a corrente de identificação do autismo é uma prática que ganhou popularidade como uma forma visual de conscientizar e expressar apoio às pessoas no espectro autista.

Essas correntes muitas vezes apresentam cores específicas associadas ao autismo, como azul e vermelho, e são usadas como símbolos visuais para realçar a importância da aceitação e da compreensão da neurodiversidade. Todos esses símbolos mencionados são emblemados nelas, principalmente o quebra-cabeça, o girassol e o símbolo do infinito.

A corrente de identificação serve de ferramenta tangível para demonstrar solidariedade e apoio à comunidade autista. É uma maneira de reconhecer publicamente a diversidade de experiências dentro do espectro, além de promover a tomada de consciência sobre os desafios e triunfos enfrentados por indivíduos autistas.

Essas correntes muitas vezes são usadas em pulseiras, pingentes ou outras peças de joias, oferecendo uma maneira discreta, mas significativa, de mostrar apoio ao autismo. Além disso, elas podem ser incorporadas em iniciativas de conscientização durante eventos específicos, como o Mês de Conscientização do Autismo, no mês de abril.

O uso da corrente de identificação também ajuda a favorecer conversas sobre o autismo, incentivando a educação e a compreensão pública. Ao se tornar um símbolo reconhecível, a corrente destaca a importância de criar comunidades inclusivas e sustentar aqueles que estão no espectro autista.

É primordial observar que, embora as correntes de identificação possam ser uma ferramenta eficaz de conscientização, o diálogo contínuo, a escuta ativa e a promoção de ambientes verdadeiramente inclusivos são elementos fundamentais na construção de uma sociedade que respeita e enaltece a diversidade neurobiológica. As correntes de identificação do autismo são um lembrete visível de que o apoio e a compreensão são essenciais para criar um mundo mais abrangedor e acolhedor a todas as pessoas, independentemente do nível que ocupam no espectro autista.

O uso dessa corrente do autismo transcende a esfera de conscientização e se amplia a uma expressão tangível de solidariedade. Ao vestir ou exibir a corrente, as pessoas enviam uma mensagem de aceitação e apoio, cooperando com a construção de uma cultura mais inclusiva. Essas correntes não apenas representam a conscientização sobre o autismo, mas oportunidades para desafiar estigmas e promover conversas significativas.

Além disso, a corrente de identificação serve de convite para a sociedade aprender mais acerca do autismo. Ela pode ser entendida como um ponto de partida para discussões acerca das diversas características do espectro, as necessidades individuais e as maneiras pelas quais a sociedade pode se tornar mais acessível e compreensiva.

O gesto de usar a corrente de identificação ainda ressalta a importância de se conectar com a comunidade autista. Ao demonstrar apoio de maneira visível, as pessoas incentivam um ambiente mais acolhedor e receptivo, onde as vozes autistas são ouvidas e valorizadas.

É relevante observar que, embora a corrente de identificação do autismo seja uma expressão significativa de apoio, ela não substitui a necessidade contínua de educação e compreensão.

> **Conscientizar sobre o autismo significa ir além de símbolos visuais e abranger compreensão mais profunda das experiências individuais, desafios e conquistas de pessoas no espectro autista.**

Portanto, enquanto as correntes de identificação do autismo desempenham um papel valioso na promoção da conscientização, é vital que esse reconhecimento seja acompanhado por um compromisso contínuo com a criação de sociedades verdadeiramente inclusivas, em que cada pessoa, apesar de sua neurodiversidade, seja respeitada, compreendida e capacitada a florescer.

Celebração da diversidade

Dentre a celebração da diversidade, existem datas específicas para lembrarmos dos desafios enfrentados pelos autistas. Os dias de conscientização do espectro autista representam momentos-chave ao longo do ano dedicados a aumentar a visibilidade, promover a compreensão e incentivar a aceitação da diversidade no espectro autista.

Essas datas têm desempenhado papel importante na construção de uma consciência pública mais profunda sobre o autismo, destacando a importância da inclusão e do enaltecer da neurodiversidade.

O Mês de Conscientização do Autismo, que ocorre no mês de abril, é uma das iniciativas mais reconhecidas globalmente. Durante esse período, várias organizações, defensores e comunidades se unem para realizar eventos, campanhas e atividades que visam educar o público sobre o autismo e promover a aceitação.

Durante o Mês de Conscientização do Autismo, edifícios e monumentos frequentemente são iluminados com a cor azul, que se tornou um símbolo mundial de apoio ao autismo. Isso cria uma paisagem visual marcante para chamar atenção para a causa e iniciar conversas em comunidades locais e online.

Aliás, o Dia Mundial da Conscientização do Autismo é celebrado em 02 de abril, com eventos e atividades em todo o mundo. Essa data é uma oportunidade para destacar a importância de compreender as características do espectro autista, propiciar a inclusão e desafiar estigmas associados ao autismo.

Os dias de conscientização oferecem uma plataforma para a comunidade autista compartilhar suas experiências, salientar conquistas e desafios, e fomentar compreensão mais efetiva da diversidade presente no espectro. Ressaltamos que tais iniciativas buscam eliminar preconceitos e criar ambientes mais inclusivos em escolas, locais de trabalho e comunidades.

> **Embora os dias de conscientização sejam momentos cruciais à promoção do entendimento sobre o autismo, é fundamental que o diálogo e a ação persistam durante todo o ano.**

A conscientização sobre o espectro autista deve ser um esforço contínuo, envolvendo educação, empatia e abordagem centrada na pessoa, cujo objetivo é a criação de uma sociedade mais abrangente e calorosa para todas as pessoas, apesar de sua neurodiversidade.

Assim, se autistas fossem tratados feito seres humanos que merecem dignidade e respeito, um dia específico para celebrá-los não faria sentido. Afinal, o dia mundial do autismo é e deve ser todo dia, igualmente o de qualquer outro indivíduo.

Conclusão

Explorar o universo do autismo é um convite para abraçar a complexidade e a grandeza da experiência humana. Ao longo deste texto, mergulhamos nas nuances do espectro autista, reconhecendo as diversas formas de pensamento, comunicação e interação social que moldam as vidas de muitas pessoas.

É imperativo destacar a importância da aceitação, da empatia e da compreensão ao abordar o autismo. Cada pessoa no espectro é única, trazendo consigo uma narrativa individual que merece ser ouvida, respeitada e celebrada. O entendimento de que a neurodiversidade é uma parte essencial da tapeçaria da humanidade é o primeiro passo para a construção de sociedades verdadeiramente inclusivas.

Ao enfrentar desafios e celebrar conquistas, a comunidade autista oferece lições valiosas sobre resiliência, adaptabilidade e a força que emerge da diversidade. Portanto, ao nos comprometermos com uma abordagem centrada na pessoa, reconhecendo as habilidades antes dos desafios, contribuímos para um mundo mais compassivo e acolhedor.

O diálogo sobre o autismo deve transcender os estigmas e as limitações, dando lugar a uma conversa que destaque as habilidades singulares, os interesses apaixonados e as contribuições significativas que os indivíduos no espectro autista trazem para o mundo.

Assim, ao encerrar esta reflexão sobre o autismo, somos chamados não apenas à conscientização, mas à ação. A construção de uma sociedade balizada na inclusão requer esforços coletivos para desmantelar barreiras, promover a compreensão e cultivar um ambiente que permita que cada indivíduo, independentemente de sua neurodiversidade, alcance seu potencial pleno.

No coração desta jornada está a crença fundamental de que a verdadeira compreensão e aceitação começam quando reconhecemos e celebramos a beleza da diversidade humana em toda a sua glória, incluindo aqueles que brilham de maneiras únicas no espectro autista.

À medida que encerramos este olhar sobre o autismo, é essencial destacar a importância contínua do aprendizado e da evolução.

> **O entendimento do espectro autista está em constante desenvolvimento, impulsionado pela pesquisa, pela narrativa pessoal e por uma crescente conscientização. Este é um convite para permanecermos abertos à mudança, à educação e à construção de pontes de compreensão.**

Ao passo que nos esforçamos para criar ambientes inclusivos, é essencial lembrar que o apoio não é um ato isolado, mas um compromisso contínuo. Significa ajustar nossas perspectivas, adaptar nossas práticas e desafiar atitudes que perpetuam o estigma. Nesse caminho, a colaboração entre a comunidade autista, profissionais, familiares e a sociedade em geral é primordial.

Ao olhar para o futuro, visualizamos um mundo onde a aceitação e a compreensão são a norma, onde as diferenças são enaltecidas e onde todos têm oportunidades igualitárias para prosperar. Esse é um futuro moldado pela empatia, pela escuta ativa e pelo reconhecimento do valor intrínseco em cada indivíduo, nada obstante, o momento em que estejam no espectro autista.

A jornada em direção a uma sociedade verdadeiramente inclusiva é de responsabilidade coletiva. Cada ato de compreensão, cada gesto de apoio e cada passo em direção à aceitação contribuem para a construção desse futuro.

Que este entendimento nos inspire não apenas a reconhecer a diversidade presente no espectro autista, mas também a abraçar a diversidade que enriquece toda a experiência humana. Contudo, as batalhas prosseguem, sejam elas internas ou externas, pois os autistas continuam presos em seus labirintos mentais.

Em última análise, ao unirmos nossas vozes e esforços, pavimentamos o caminho para um mundo onde cada história, cada voz e cada jornada sejam efetivamente valorizadas. Afinal, é disso que os autistas precisam, serem tratados como membros valiosos da sociedade, serem tratados com empatia e humanidade, como todo ser humano tem direito a ser.

O autismo é uma jornada única e muitas vezes comparada a um labirinto, repleto de caminhos intrincados, desafios e descobertas. A simbologia do labirinto, referenciada em capítulos anteriores, favorece uma metáfora rica para entender as experiências das pessoas no espectro autista.

Similar a um labirinto, o percurso do autismo pode ser complexo, com reviravoltas e encruzilhadas. Para muitos, encontrar o caminho através das nuances sociais, comunicativas e sensoriais pode ser desafiante, no entanto, representa uma trajetória repleta de aprendizado e autodescoberta.

O labirinto é uma representação visual poderosa de variabilidades presentes no espectro autista. Cada pessoa enfrenta obstáculos e oportunidades próprias, semelhantes a diferentes rotas em um labirinto. Essa diversidade ressalta a importância de aceitar e exaltar as habilidades individuais, bem como as maneiras de ver o mundo.

Ao explorar o labirinto do autismo, é vital reconhecer que não há apenas um caminho ou o caminho "certo." Cada indivíduo tem sua própria jornada, moldada por experiências, necessidades e interesses distintos. A simbologia do labirinto convida a uma abordagem centrada na pessoa, cujo destaque recai sobre a importância de compreender e respeitar o ritmo e as escolhas de cada indivíduo dentro da comunidade autista.

O labirinto também representa a necessidade de compreensão e apoio da sociedade. À medida que as pessoas no espectro autista navegam pelo labirinto, um sistema de apoio empático e informado desempenha papel crucial.

A criação de ambientes inclusivos, educacionais e sociais, que reconheçam as características incomparáveis do autismo, é essencial para a navegação bem-sucedida no labirinto. Ao considerar o autismo como um labirinto, é ainda possível destacar a resiliência e a capacidade de superação inerentes a muitas pessoas no espectro.

Assim como um explorador que enfrenta desafios em um labirinto, as pessoas autistas desenvolvem estratégias adaptativas, descobrem soluções inéditas e, eventualmente, emergem com um crescente entendimento de si mesmas e do mundo ao seu redor.

A simbologia do labirinto, quando associada ao autismo, oferece uma perspectiva poderosa que inspira a compreensão, a aceitação e o apoio. Cada indivíduo no espectro está em um caminho ímpar através desse labirinto, e, ao reconhecermos e respeitarmos essa diversidade, construímos uma sociedade mais compassiva, inclusiva e solidária. Nesse intricado labirinto do autismo, é importante reconhecer a função da empatia e do entendimento.

Em vez de encarar os desafios do autismo como obstáculos intransponíveis, a sociedade pode se tornar uma aliada na exploração desse labirinto, disponibilizando apoio, compreensão e oportunidades de forma que cada indivíduo atinja seu potencial pleno.

Assim como o explorador habilidoso que aprende a mapear os corredores de um labirinto, a pessoa no espectro autista pode desenvolver suas próprias estratégias e habilidades excepcionais.

Essa simbologia destaca a importância de reconhecer e valorizar essas habilidades, proporcionando um ambiente que permita que cada pessoa floresça de acordo com suas próprias capacidades. O labirinto do autismo também ressalta a importância da paciência e da flexibilidade.

Cada percurso é único, com seu próprio ritmo e desafios específicos. A sociedade, ao abraçar a simbologia do labirinto, é incentivada a adaptar-se e a criar espaços inclusivos que abracem e acomodem as diferentes necessidades e formas de interação.

Ao integrar a simbologia do labirinto na compreensão do autismo, construímos pontes de conexão, superamos barreiras e promovemos uma cultura de aceitação. Assim, o labirinto do autismo deixa de ser um desafio isolado para se tornar um convite a uma jornada compartilhada, em que cada um, independentemente de seu posicionamento no espectro, participe da construção de uma sociedade mais rica em diversidade.

Em última análise, ao abraçarmos a simbologia do labirinto no contexto do autismo, reconhecemos que cada curva, cada escolha e cada descoberta na jornada autista coopera para a tessitura única de uma vida. Ao fazê-lo, construímos um mundo mais compreensivo, onde o labirinto do autismo é comemorado como uma parte valiosa e inerente da maravilhosa diversidade da experiência humana.

À medida que os exploradores do labirinto do autismo avançam pelos corredores da compreensão, descobrem que o verdadeiro tesouro não reside apenas na saída, mas nas inúmeras revelações ao longo do caminho. Mesmo que já mencionado, é basilar ressaltar que cada desafio superado, cada curva enfrentada e cada conexão feita contribuam para uma história repleta de resiliência, amor e descobertas extraordinárias.

Enquanto os corações daqueles que testemunharam essa jornada aceleram, a percepção se expande, revelando que, no labirinto do autismo, a verdadeira riqueza é a aceitação incondicional. As lágrimas derramadas ao longo da jornada não são apenas de tristeza, mas de alegria, compreensão e celebração das vitórias próprias e espetaculares que cada explorador conquistou.

O labirinto não é uma prisão, mas um palco grandioso cujas histórias de superação e autenticidade se desenrolam. A simbologia do labirinto, com suas voltas intrigantes e encruzilhadas desafiadoras, torna-se o pano de fundo para um épico emocionante, em que o autismo é não apenas compreendido, mas genuinamente enaltecido.

Nós, da comunidade autista, ao unirmos nossas vozes e esforços, lajeamos o caminho para um mundo onde cada história, cada voz e cada jornada sejam efetivamente valorizadas. Afinal, é disso que os autistas precisam, ser tratados feito membros valiosos da sociedade.

No último capítulo dessa saga, o Sol brilha sobre o horizonte, iluminando o caminho para uma compreensão mais profunda e um abraço mais caloroso. As palavras finais ressoam como um eco otimista, conclamando a sociedade a continuar essa jornada coletiva, a apreciar a beleza da diversidade e a forjar um futuro em que o labirinto do autismo será mais um convite à aceitação do que um desafio a ser superado.

O labirinto oculto que é o autismo não deve ser visto como um problema a ser consertado, mas como uma diversidade a ser celebrada, hoje e sempre.

- Rafaela Jacob

REFERÊNCIA BIBLIOGRÁFICA

Baron-Cohen, S., Johnson, D., Asher, J., Wheelwright, S., Fisher, S. E., Gregersen, P. K., & Allison, C. (2013). *Is synaesthesia more common in autism?* Molecular autism, 4(1), 40. https://doi.org/10.1186/2040-2392-4-40

Belmonte MK., Allen G., Beckel-Mitchener A, Boulanger LM, Carper R, Webb SJ. *Autism and abnormal development of brain connectivity.* J Neurosci. 2004; 24:9228–9231. doi: 10.1523/JNEUROSCI.3340-04.2004.

Ben-Sasson A., Carter AS., Briggs-Gowan MJ. *Sensory over-responsivity in elementary school*: prevalence and social-emotional correlates. Journal of Abnormal Child Psychology. 2009;37(5):705–716.

Cytowic, Richard E. (2002). Synesthesia: a union of the senses (2nd ed.).

Green S.A. et al. J. Am. Acad. *Child adolesc. psychiatry* 52, 1158-1172 (2013)

Green SA, Rudie JD., Colich NL., Wood JJ., Shirinyan D, Hernandez L., Tottenham N., Dapretto M., Bookheimer SY. *Overreactive brain responses to sensory stimuli in youth with autism spectrum disorders.* J Am Acad *Child adolesc psychiatry.* 2013 Nov;52(11):1158-72. doi: 10.1016/j.jaac.2013.08.004. Epub 2013 Aug 24. PMID: 24157390; PMCID: PMC3820504.

Jamie Ward, Claire Hoadley, James E. A. Hughes, Paula Smith, Carrie Allison, Simon Baron-Cohen, Julia Simner. *Atypical sensory sensitivity as a shared feature between synaesthesia and autism*. Scientific Reports, 2017; 7: 41155 DOI: 10.1038/srep41155

Marco EJ, Hinkley LBN., Hill SS., Nagarajan SS. *Sensory processing in autism*: a review of neurophysiologic findings. Pediatric Research. 2011; 69:48R–54R.

Marco, E., Hinkley, L., Hill, S. et al. *Sensory processing in autism*: a review of neurophysiologic findings. Pediatr Res 69, 48–54 (2011). https://doi.org/10.1203/PDR.0b013e3182130c5

Riedel, A., Maier, S., Wenzler, K. et al. *A case of co-occuring synesthesia, autism, prodigious talent and strong structural brain connectivity*. BMC Psychiatry 20, 342 (2020). https://doi.org/10.1186/s12888-020-02722-w

Tessa M. van Leeuwen, Janina Neufeld, James Hughes & Jamie Ward (2020) *Synaesthesia and autism*: different developmental outcomes from overlapping mechanisms? Cognitive Neuropsychology, 37:7-8, 433-449, DOI: 10.1080/02643294.2020.1808455

https://uwo.ca/se/thrive/blog/2021/the_interesting_connection_between_autism_and_synesthesia.html

https://www.cbsnews.com/boston/news/dr-mallika-marshall-autism-pain-sensitivity/

https://english.tau.ac.il/pain_autism

https://www.beateatingdisorders.org.uk/get-information-and-support/about-eating-disorders/types/arfid/

https://uwo.ca/se/thrive/blog/2021/the_interesting_connection_between_autism_and_synesthesia.html

https://www.verywellmind.com/an-overview-of-the-types-of-emotions-4163976

https://institutodepsiquiatriapr.com.br/blog/emocoes-o-
-que-sao-quais-as-emocoes-basicas/
https://www.frontiersin.org/articles/10.3389/
fpsyt.2022.846146/full#:~:text=Emotional%20dysregu-
lation%20(ED)%2C%20defined%20as%20a%20defi-
cit%20in%20the,)%20(1%E2%80%934).
https://jornal.usp.br/ciencias/dificuldade-de-expres-
sar-emocoes-esta-ligada-a-contexto-competiti-
vo=-e-de-empobrecimento-da-linguagem/#:~:text-
Alexitimia%20%C3%A9%20uma%20
condi%C3%A7%C3%A3o%20mental,%C3%A0%20
depend%C3%AAncia%20ou%20%C3%A0%20solid%-
C3%A3o. (Kinnaird, Stewart & Tchanturia, 201
https://institutoinclusaobrasil.com.br/alexitimia-e-
autismo/
https://www.asha.org/public/speech/disorders/aac/#:~:tex-
t=AAC%20means%20all%20of%20the,be%20used%20
instead%20of%20speech.
https://www.autism.org.uk/advice-and-guidance/profes-
sional-practice/ptsd-autism
https://www.antibullyingpro.com/support-and-advi
ce-articles/neurodiversity-and-bullying-behaviour
#:~:text=According%20to%20a%20recent%20survey,-
they%20felt%20safe%20at%20school.

GLOSSÁRIO

Alexitimia – inaptidão em despender atenção em reconhecimento, descrição e avaliação de não apenas as emoções, mas também as sensações corporais.
Alístico – pessoa não autista.
Atípicas – que se afasta do normal, do característico.
Burnout autista – condição altamente debilitante caracterizada pelo esgotamento mental.
Capacitismo – termo que descreve a discriminação e o preconceito direcionados às pessoas com deficiências, seja deficiência visual, motora, mental ou auditiva, visto que a definição de deficiência é qualquer perda ou anormalidade relacionada à estrutura ou à função psicológica, fisiológica ou anatômica.
Fidget Toys – brinquedos antiestresses.
Meltdown – crise explosiva que ocorre em resposta a sobrecargas sensoriais ou emocionais extremas.
Mimetismo – ocorre quando uma pessoa com autismo tenta se adaptar ao ambiente social ao seu redor, suprimindo seus traços autistas naturais para se encaixar mais nos padrões sociais considerados "típicos".
Mutulismo – associação entre dois seres vivos, em que ambos são beneficiados, resultando geralmente em uma dependência mútua.

Neurodivergentes – pessoas que possuem condições neurológicas fora desse padrão convencional.

Neurotípica – pessoas que não possuem problemas de desenvolvimento neurológico.

Overstimulation – sobrecarga dos estímulos.

Shutdown – é como a criação de uma bolha de proteção para evitar ataques tanto sensoriais quanto emocionais.

Sinestesia – habilidade específica que permite a mescla entre os sentidos.

Stimming – movimentos corporais repetitivos que autoestimulam um ou mais sentidos, de maneira regulada.

Understimulation – falta de estímulos.

Editores: *Luiz Saegusa* e *Claudia Zaneti Saegusa*
Direção Editorial: *Claudia Zaneti Saegusa*
Capa: *Casa de Ideias*
Projeto Gráfico e Diagramação: *Casa de Ideias*
Revisão: *Rosemarie Giudilli*
Finalização: *Mauro Bufano*
1ª Edição: *2024*
Impressão: *Lis Gráfica e Editora*

Rua Lucrécia Maciel, 39 - Vila Guarani
CEP 04314-130 - São Paulo - SP
11 2369-5377 (11) 93235-5505
letramaiseditora.com.br - facebook.com/letramaiseditora

Dados Internacionais de Catalogação na Publicação (CIP)
(Câmara Brasileira do Livro, SP, Brasil)

Jacob, Rafaela Magri
   O labirinto oculto : autismo o desafio de ser diferente / Rafaela Magri Jacob. -- 1. ed. -- São Paulo : Intelítera Editora, 2024.

ISBN: 978-65-5679-055-8

1. Autistas - Desenvolvimento 2. Autistas - Relações familiares 3. Autistas - Relatos pessoais 4. TEA (Transtorno do Espectro Autista) - Diagnóstico 5. TEA (Transtorno do Espectro Autista) - Tratamento I. Título.

24-209278   CDD-158-1

Índices para catálogo sistemático:

1. Autismo : Psicologia clínica   158
Aline Graziele Benitez - Bibliotecária - CRB-1/3129

Para receber informações sobre nossos lançamentos, títulos e autores, bem como enviar seus comentários, utilize nossas mídias:

🌐 letramaiseditora.com.br
✉ comercial2@letramais.com
▶ youtube.com/@letramais
📷 instagram.com/letramais
📘 facebook.com/letramaiseditora

📷 instagram.com/@rafaela.m.jacob
📷 instagram.com/@autismocomrafaela

Esta edição foi impressa pela Lis Gráfica e Editora no formato 140 x 210mm. Os papéis utilizados foram Hylte Pocket Creamy 60g/m² para o miolo e o papel Cartão Ningbo Fold 250g/m² para a capa. O texto principal foi composto com a fonte Expo Serif Pro 12/16,5 e os títulos com a fonte Antonio 22/26.